医療法人の消費税実務と申告書の書き方

辻・本郷税理士法人 編著

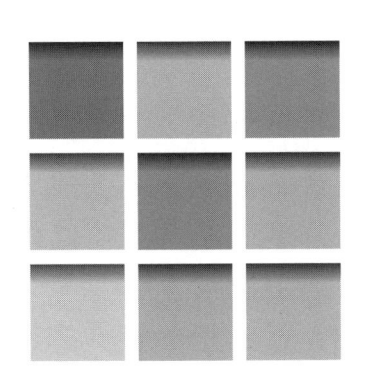

清文社

はしがき

　我が国の消費税は、昭和63年12月に自民党竹下内閣で創設され、平成元年４月から実施されました。３％でスタートした消費税も、平成９年４月から５％（地方消費税１％含む）になり、平成26年４月からは８％（地方消費税1.7％含む）となりました。我が国で消費税が導入されてから早いもので四半世紀が経ちました。その間に、税率以外にも納税義務者の範囲の見直し、簡易課税の見直し、限界控除制度の廃止、中間申告の回数の見直し、総額表示の義務付けなど様々な改正が行われています。税率についても、平成27年10月には10％（地方消費税2.2％含む）の導入が予定されています。

　また、消費税は最終消費者である個人が負担するものとされますが、消費税率が引き上げられても価格に転嫁できない中小企業が多いことも事実であり、消費税が個人のみならず法人にも大きな影響を与えていることは否定できません。

　ところで、医療法人も消費税の対象となる取引を行えば国に消費税を納める必要が生じます。医療法人の活動は、一般の営利法人とは大きく異なりますが、消費税の課税対象となる範囲は、営利法人と変わりません。しかし、営利法人とは、収入面で大きく異なる点もあり、これが消費税の計算面にも影響を与えています（課税売上げ、非課税売上げの区別などです）。

　そこで、本書では、全体を大きく３つに分け、第１章では消費税の総論的な内容、第２章では医療法人に特有の論点、そして第３章では申告書の記載方法について解説しています。また、社会医療法人について適用されるであろう消費税の特例措置についても言及しています。

　本書が、医療法人の消費税実務に携わる方々にとって少しでもお役に立てば幸いに思います。

平成26年10月

著者一同

目次

第1章 消費税の基礎知識

第1節 消費税とは …………………………………………………………… 2
1 消費税の性格　2
2 消費税の位置づけ　3

第2節 課税対象 ……………………………………………………………… 5
1 概　要　5
2 国内取引　5
3 輸入取引　7
4 内外判定　8

第3節 非課税 ………………………………………………………………… 12
1 国内取引　12
2 輸入取引　15

第4節 輸出免税等 …………………………………………………………… 18
1 輸出取引等　18
2 輸出証明等　21

第5節 納税義務者 …………………………………………………………… 24
1 国内取引　24
2 納税義務の免除　24
3 新設法人の特例　32
4 特定新規設立法人の特例　32
5 課税事業者の選択　34
6 輸入取引　35

第6節 課税標準と税率 ……………………………………………………… 36
1 国内取引の課税標準　36

2　輸入取引の課税標準　　38

　　3　税　率　39

第7節　仕入税額控除 …………………………………………………………40

　　1　仕入税額控除の体系　　40

　　2　全額控除方式　　41

　　3　個別対応方式　　42

　　4　一括比例配分方式　　48

　　5　仕入れに係る対価の返還等　　49

　　6　輸入に係る仕入税額控除　　50

　　7　帳簿及び請求書等の保存　　50

　　8　簡易課税制度　　52

　　9　売上げに係る対価の返還等をした場合の消費税額の控除　　56

　　10　貸倒れに係る消費税額の控除　　58

　　11　調整対象固定資産に係る調整　　59

　　12　棚卸資産に係る調整　　64

第8節　課税期間、申告・納付、納税地 ………………………………………66

　　1　課税期間　　66

　　2　申告・納付　　68

　　3　納税地　　70

第9節　経理処理 …………………………………………………………………71

　　1　税込経理方式と税抜経理方式　　71

　　2　控除対象外消費税　　72

第10節　地方消費税 ………………………………………………………………74

　　1　概　要　74

　　2　申告・納付　74

第2章 医療法人のための消費税実務のポイント

第1節 総論 …………………………………………………………………76
1 医療と消費税を取り巻く問題　76
2 医療法人における消費税の特徴　83

第2節 医療関連分野に関する消費税の課否判定表 …………………84
1 消費税の課否判定表（医療）　84
2 消費税の課否判定表（介護）　89
3 消費税の課否判定表（福祉）　91

第3節 消費税の課否判定Q&A ………………………………………94

第4節 消費税の特例 …………………………………………………106
1 基金拠出型医療法人の取扱い　106
2 社会医療法人と国、地方公共団体、公共・公益法人等に対する消費税の特例　109

第3章 設例による消費税申告書の書き方

第1節 原則課税 ………………………………………………………120
1 課税売上げ等の金額の区分　120
2 付表1及び付表2-(2)の作成　121
3 消費税及び地方消費税の申告書（一般用）の作成　126

第2節 還付申告 ………………………………………………………134
1 課税売上げ等の金額の区分　134
2 付表1及び付表2-(2)の作成　134
3 消費税及び地方消費税の申告書（一般用）の作成　136
4 消費税の還付申告に関する明細書の作成　137

第3節 簡易課税 ………………………………………………………146
1 簡易課税制度の選択　146
2 簡易課税制度の事業区分　146
3 事例による申告書等の書き方　147

第4節 社会医療法人に対する消費税の特例……………………………………159
  1 特定収入に係る課税仕入れ等の税額の計算　159
  2 特定収入に係る課税仕入れ等の税額の調整計算の要否の判定　159
  3 事例による計算方法　160

（参考）消費税率引上げに伴う主な経過措置の概要………………………………178

（注）本書の内容は、平成26年10月1日現在の法令によります。

ブックデザイン：東　雅之

第1章

消費税の基礎知識

第1節　消費税とは
第2節　課税対象
第3節　非課税
第4節　輸出免税等
第5節　納税義務者
第6節　課税標準と税率
第7節　仕入税額控除
第8節　課税期間、申告・納付、納税地
第9節　経理処理
第10節　地方消費税

第1節　消費税とは

1　消費税の性格

昭和63年に創設され、平成元年から施行されている消費税には、次のような性格があります。

① 消費一般に広く負担を求める

消費税は、文字どおり、物品やサービスの消費に対して、広く、負担を求めるものです。後述するように、消費税がかからない非課税取引を除き、国内における物品の販売や、サービスの提供などに対して消費税が課せられます。

② 生産、流通、販売などの各段階で課税する

消費税は、生産、流通、販売の各段階で物品の販売やサービスの提供などを行う事業者の売上げに対して課税を行います。

③ 税の累積を排除する

上記②より各段階で税が二重、三重に課されないよう、前段階で仕入れ等に課される消費税を控除する仕組みを採用しています（前段階税額控除方式）。

④ 消費者への転嫁を予定する

上記①に記載した消費税の性格より、消費税は物品やサービスの価格に織り込まれ、最終的には、消費者が負担することが予定されています。

(参考)

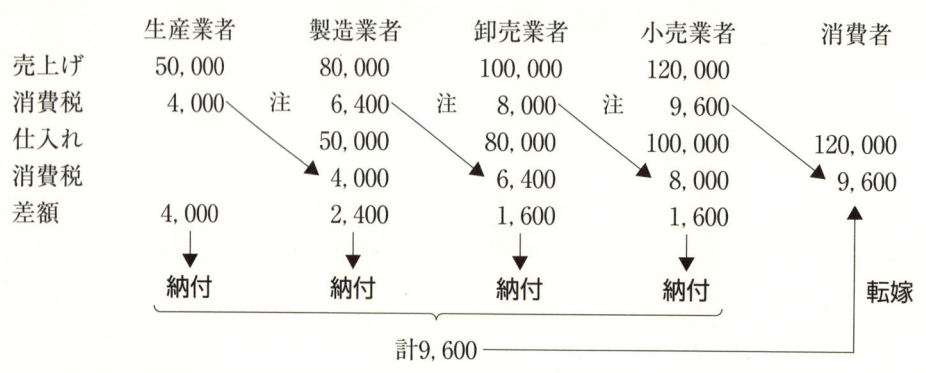

	生産業者	製造業者	卸売業者	小売業者	消費者
売上げ	50,000	80,000	100,000	120,000	
消費税	4,000　注	6,400　注	8,000　注	9,600	
仕入れ		50,000	80,000	100,000	120,000
消費税		4,000	6,400	8,000	9,600
差額	4,000	2,400	1,600	1,600	
	↓納付	↓納付	↓納付	↓納付	転嫁

計9,600

注：前段階税額控除

(**参考**) 税制改革法（抜粋）

> 第10条　（略）…消費に広く薄く負担を求める消費税を創設する。
> 2　消費税は、事業者による商品の販売、役務の提供等の各段階において課税し、経済に対する中立性を確保するため、課税の累積を排除する方式によるものとし…（略）
>
> 第11条　事業者は、消費に広く薄く負担を求めるという消費税の性格にかんがみ、消費税を円滑かつ適正に転嫁するものとする。（略）

(注) 税制改革法とは、消費税創設の際に議論された税制の抜本的な改革の趣旨、基本理念、方針などを明らかにする法律で、消費税の基本的な性格が謳われています。

2　消費税の位置づけ

租税は様々な観点から捉えることができますが、消費税についてみると以下のとおりになります。

①　国税と地方税

誰が課税するかという課税主体による分類で、国が課するものを国税、地方公共団体が課するものを地方税といいます。

国税には、所得税、法人税、相続税などが、地方税には、住民税、事業税、固定資産税などがあります。

消費税は、国が課する税金なので国税に該当します。地方消費税は、地方税に該当します。

②　直接税と間接税

税金を納める者とその税金を実質的に負担する者が同一であることを予定して立法されたものを直接税、税金を納める者とその税金を実質的に負担する者が異なることを予定して立法されたものを間接税といいます。

直接税には、所得税、法人税、固定資産税などが、間接税には、酒税、たばこ税、印紙税などがあります。

消費税は、既に見たとおり間接税に該当します。

③　普通税と目的税

一般の経費に充てるために課せられるものを普通税、特定の経費に充てるために課せられるものを目的税といいます。

電源開発促進税、自動車取得税、軽油引取税、都市計画税などが目的税に該当します。
　消費税は、立法当初より普通税として位置付けられてきましたが、消費税の使途を年金、医療、介護の社会保障などに要する経費に充てることが明確化され、平成26年4月1日以降、目的税に該当します。

国　税	課税主体＝国
地方税	課税主体＝地方公共団体

直接税	納税義務者＝税負担者
間接税	納税義務者≠税負担者

普通税	目的＝一般の経費に充てる
目的税	目的＝特定の経費に充てる

第2節　課税対象

1　概要

消費税における課税の対象は国内取引と輸入取引の2種類あります。

　国内取引…国内において事業者が行う資産の譲渡等に対して消費税が課せられます。
　輸入取引…保税地域から引き取られる外国貨物に対して消費税が課せられます。

2　国内取引

国内取引とは、国内において事業者が行う資産の譲渡等をいいます。資産の譲渡等とは、事業として対価を得て行われる資産の譲渡、資産の貸付け及び役務の提供をいいます。具体的には、次の全ての要件を満たす場合、国内取引として消費税が課せられます。したがって、次のいずれか一つでも要件を満たさない場合は、消費税の課税の対象とはなりません。消費税の課税の対象とならない取引のことを、課税対象外取引（又は不課税取引）といいます。

①　国内において行われる取引であること

消費税は、国内における物品の販売やサービスの提供に対して課せられます。これを消費地課税主義といいます。したがって、国外における取引は消費税の課税の対象とはなりません。

　国内において行われる取引…要件を満たす
　国外において行われる取引…要件を満たさない

②　事業者が事業として行う取引であること

事業者が事業として行う取引に対して消費税が課せられます。「事業者」とは、個人事業者及び法人をいいます。「事業として」とは、同種の行為を反復、継続、独立して行うことをいい、規模の大小は問いません。

法人についてはその法人自体が事業を行う目的で設立されていることから、法人が行う取引は、全て事業として行う取引となります。これに対して、個人については、事業を行う個人事業者が事業として行う取引が消費税の課税の対象となります。したがって、事業を行わない個人（消費者）が行う取引や、個人事業者が行う取引であっても、消費者としての立場で行う取引（生活用資産の譲渡など）は消費税の課税の対象とはなりません。

事業者 ─┬─ 個人事業者
　　　　└─ 法人

事業として …………… 同種の行為を反復、継続、独立して行うこと

┬─ 法人の行う取引 … 要件を満たす（全て事業として行う）
│
└─ 個人の行う取引
　　　↓
　　　┬─ 個人事業者が行う取引 ─┬─ 消費者として行う場合 … 要件を満たさない
　　　│　　　　　　　　　　　　 └─ 事業者として行う場合 … 要件を満たす
　　　│
　　　└─ 個人事業者以外の者が行う取引 ………………… 要件を満たさない

③　対価を得て行う取引であること

　消費税は、対価を得て行われる取引、すなわち有償取引に対して課せられます。贈与、寄附などの無償取引については、原則として、消費税の課税の対象とはなりません。
　ただし、無償取引であっても、個人事業者が棚卸資産又は棚卸資産以外の資産で事業の用に供しているものを家事のために消費し、又は使用した場合、法人が資産をその役員に対して贈与した場合については、例外的に、消費税が課せられます。

┬─ 有償取引…売買、交換など　　要件を満たす
└─ 無償取引…贈与、寄附など　　要件を満たさない（例外あり）

④　資産の譲渡、資産の貸付け、役務の提供のいずれかであること

　消費税の対象となる取引は、資産の譲渡、資産の貸付け、役務の提供のいずれかになります。資産とは、取引の対象となる一切の資産をいい、棚卸資産や固定資産のような有形資産のほか、権利その他の無形資産も含まれます。資産の譲渡とは、資産につきその同一性を保持しつつ、他人に移転させることをいいます。
　資産の貸付けには、資産に係る権利の設定その他、他の者に資産を使用させる一切の行為が含まれます。資産に係る権利の設定とは、例えば、土地に係る地上権や地役権の設定、特許権や商標権等の工業所有権等に係る実施権又は使用権の設定、著作物に係る出版権の設定などをいいます。また、資産を使用させる一切の行為とは、例えば、工業所有権等の使用や提供、著作物の複製、上演などをいいます。

役務の提供とは、例えば、土木工事、修繕、運送、保管、印刷、広告、仲介などのサービスを提供することをいいます。

- **資産の譲渡** … 資産の同一性を保持しながら他人に移転すること
- **資産の貸付け** … 資産を他人に貸付け又は利用させること
- **役務の提供** … サービスを提供すること

まとめ

● 国内取引（国内において事業者が行う資産の譲渡等）とは

1. 国内において行われる取引であること
2. 事業者が事業として行う取引であること
3. 対価を得て行う取引であること
4. 資産の譲渡、資産の貸付け又は役務の提供であること

（注）「資産の譲渡」と「資産の譲渡等」

　消費税で、「資産の譲渡等」とは、既に見たとおり、「事業として対価を得て行われる資産の譲渡、資産の貸付け及び役務の提供」をいいます。「資産の譲渡」は、文字どおりの意味で、資産をその同一性を保持しつつ、他者に移転することをいいます。「資産の譲渡等」という表現は、消費税ではこのような意味が付与されている特殊な表現です。このように「等」がつくか否かで、まったく意味が異なりますので、注意が必要です。

3　輸入取引

　保税地域から外国貨物を引き取る場合、輸入取引として消費税が課せられます。保税とは関税の徴収が留保されている状態をいい、保税地域とは、保税状態にある貨物を搬入することが認められた地域をいいます。貨物を税関の監督下に置く必要から設けられた場所であり、通関秩序の維持と関税等徴収の確保を図る目的があります。保税地域には、指定保税地域、保税蔵置場、保税工場、保税展示場、総合保税地域の5種類あります。保税地域では、外国貨物の積卸し、運搬、蔵置、加工、製造、展示などを行うことができます。

　外国貨物とは、輸出の許可を受けた貨物及び外国から本邦に到着した貨物（外国の船舶により公海で採捕された水産物を含む）で輸入が許可される前のものをいいます。

　国内取引とは異なり、輸入取引の場合、事業者だけに限らず、個人（消費者）が輸入する場合も課されます。また、事業として対価を得て行われるものに限られないため、保税

地域から引き取られる外国貨物に係る対価が無償の場合、又は保税地域からの外国貨物の引取りが事業として行われるものでない場合のいずれについても課税の対象となります。

> **まとめ**
> ● 輸入取引とは
>
> 保税地域から外国貨物を引き取ること

4　内外判定

　消費税が課される国内取引の要件の一つに「国内において行われる取引であること」があります。したがって、その取引が国内で行われるものか、それとも国外で行われるものかを適切に判断する必要があります。そこで、取引の内容に応じ、その判断基準が決められています。

(1)　原　則
①　資産の譲渡又は貸付けである場合
　　・資産の譲渡又は貸付けが行われる時においてその資産が所在していた場所

　資産の譲渡については、その譲渡時におけるその資産が所在していた場所で判定しますので、例えば、国内の事業者が国内の他の事業者に対し、対価を得て国外に所在するものとされる資産の譲渡又は貸付けをした場合には、その譲渡又は貸付けは国外において行われたこととなり、消費税の課税の対象とはなりません。
　賃貸借に関する契約において貸付けに係る資産（特許権等の無形資産を除く）の使用場所が特定されている場合で、その契約に係る当事者間の合意に基づき、その資産の使用場所を変更した場合には、変更後のその資産の使用場所が国内にあるかどうかによりその資産の貸付けが国内において行われたかどうかを改めて判定することになります。
　資産の貸付けは、資産の譲渡とは異なり、貸付けという行為が継続する性質のものであることから、貸付けの目的物の使用場所が移動することもあります。賃貸借契約においてその使用場所が特定されている資産の貸付けについて、賃貸人と賃借人が合意の下、貸付けの目的物の使用場所を変更した場合には、その合意により新たな賃貸借契約が交わされたと考えることができるため、その場合には、変更後の使用場所により判定することになります。
　なお、賃貸借契約において、その目的物の使用場所が特定されていないものについては、もともと使用場所の変更という考え方になじまないことから、貸付け当初におけるその目

的物の所在場所によって、貸付期間中の課税関係を決定することになります。

② 役務の提供である場合
　・役務の提供が行われた場所

(2) 特　例
① 資産の譲渡又は貸付けである場合
ア　船舶（登録（外国の登録を含む）を受けたものに限る）
　・船舶の登録をした機関の所在地
　・同一の船舶について2以上の国において登録をしている場合には、いずれかの機関の所在地
　・居住者が行う日本船舶（国内において登録を受けた船舶）以外の船舶の貸付け及び非居住者が行う日本船舶の譲渡又は貸付けにあっては、その譲渡又は貸付けを行う者の住所又は本店若しくは主たる事務所の所在地（住所地）

イ　アに掲げる船舶以外の船舶
　・その譲渡又は貸付けを行う者のその譲渡又は貸付けに係る事務所、事業所その他これらに準ずるもの（事務所等）の所在地

ウ　航空機
　・航空機の登録をした機関の所在地
　・登録を受けていない航空機にあっては、その譲渡又は貸付けを行う者の譲渡又は貸付けに係る事務所等の所在地

エ　鉱業権若しくは租鉱権又は採石権その他土石を採掘し、若しくは採取する権利（採石権等）
　・鉱業権に係る鉱区若しくは租鉱権に係る租鉱区又は採石権等に係る採石場の所在地

オ　特許権、実用新案権、意匠権、商標権、回路配置利用権又は育成者権（これらの権利を利用する権利を含む）
　・これらの権利の登録をした機関の所在地
　・同一の権利について2以上の国において登録をしている場合には、これらの権利の譲渡又は貸付けを行う者の住所地

カ　公共施設等運営権
　・公共施設等の所在地

キ　著作権（出版権及び著作隣接権その他これに準ずる権利を含む）又は特別の技術による生産方式及びこれに準ずるもの（著作権等）
　・著作権等の譲渡又は貸付けを行う者の住所地

ク　営業権又は漁業権若しくは入漁権
　　・これらの権利に係る事業を行う者の住所地
ケ　次のaからeまでに掲げる資産
　　a　有価証券（ゴルフ場利用株式等を除く）
　　　・有価証券が所在していた場所
　　b　登録国債
　　　・登録国債の登録をした機関の所在地
　　c　合名会社、合資会社又は合同会社の社員の持分、協同組合等の組合員又は会員の持分その他法人の出資者の持分
　　　・持分に係る法人の本店又は主たる事務所の所在地
　　d　金銭債権（eに掲げる金銭債権を除く）
　　　・金銭債権に係る債権者の譲渡に係る事務所等の所在地
　　e　ゴルフ場利用株式等又は金銭債権
　　　・ゴルフ場その他の施設の所在地
コ　上記に掲げる資産以外の資産でその所在していた場所が明らかでないもの
　　・その資産の譲渡又は貸付けを行う者のその譲渡又は貸付けに係る事務所等の所在地

②　役務の提供である場合
ア　国内及び国外にわたって行われる旅客又は貨物の輸送
　　・旅客又は貨物の出発地若しくは発送地又は到着地
イ　国内及び国外にわたって行われる通信
　　・発信地又は受信地
ウ　国内及び国外にわたって行われる郵便又は信書便
　　・差出地又は配達地
エ　保　険
　　・保険に係る事業を営む者の保険契約の締結に係る事務所等の所在地
オ　情報の提供又は設計
　　・情報の提供又は設計を行う者の情報の提供又は設計に係る事務所等の所在地
カ　専門的な科学技術に関する知識を必要とする調査、企画、立案、助言、監督又は検査に係る役務の提供で次に掲げるもの（生産設備等）の建設又は製造に必要な資材の大部分が調達される場所
　　a　建物（その附属設備を含む）又は構築物（bに掲げるものを除く）
　　b　鉱工業生産施設、発電及び送電施設、鉄道、道路、港湾設備その他の運輸施設又は漁業生産施設
　　c　a又はbに掲げるものに準ずるもの

キ 上記に掲げる役務の提供以外のもので国内及び国外にわたって行われる役務の提供その他の役務の提供が行われた場所が明らかでないもの
・役務の提供を行う者の役務の提供に係る事務所等の所在地

③ 金融取引である場合

次に掲げる貸付け又は行為については、その貸付け又は行為を行う者のその貸付け又は行為に係る事務所等の所在地が国内にあるかどうかにより行います。

ア 利子を対価とする金銭の貸付け
イ 預金又は貯金の預入（譲渡性預金証書に係るものを含む）
ウ 収益の分配金を対象とする信託
エ 給付補填金を対価とする掛金の払込み
オ 無尽に係る契約に基づく掛金の払込み
カ 利息を対価とする抵当証券の取得
キ 償還差益を対価とする国債等又は約束手形の取得
ク 手形（約束手形を除く）の割引
ケ 金銭債権の譲受けその他の承継（包括承継を除く）

第3節　非課税

1　国内取引

　第2節2で説明したとおり、国内取引については、4要件（①国内において行われる取引であること、②事業者が事業として行う取引であること、③対価を得て行う取引であること、④資産の譲渡、資産の貸付け、役務の提供のいずれかであること）を満たせば、消費税が課されることになります。

　しかし、消費税の課税の対象となる取引の中には、消費に負担を求める消費税の性格上課税することになじまないものや、社会政策的に消費税を課すことが適当でないものがあるため、このような取引については消費税が非課税とされています。このように非課税とされる取引は、本来、課税すべきものであるところ、上記の理由により例外的に、課税しない取引ですから、法律で非課税と定められている取引に限られます（限定列挙）。

(1)　課税することになじまないもの
①　土地の譲渡及び貸付け
　　例：土地の譲渡、土地の貸付けなど

　土地の譲渡及び貸付けは非課税になります。土地には、地上権、土地の賃借権など土地の使用収益に関する権利が含まれます。地上権や土地の賃借権の設定に伴い授受される更新料や名義書換料も、非課税の対象となります。

　ただし、土地の貸付けに係る期間が1月に満たない場合には、非課税にはなりません。この場合の土地の貸付期間は、その土地の貸付けに係る契約において定められた貸付期間により判定します。

　また、駐車場その他の施設の利用に伴って土地が使用される場合も、非課税にはなりません。これは、建物、プール、テニスコートなどの施設の利用が土地の使用を伴うことになるとしても、その土地の使用は、土地の貸付けには含まれないということです。

②　有価証券等及び支払手段の譲渡
　　例：株式の譲渡、貸付金の譲渡など

　国債、地方債、社債、株式などの有価証券の譲渡は非課税になります。ただし、ゴルフ会員権の譲渡については、株式・出資の形態、預託の形態のいずれも非課税とはなりません。また、貸付金、預金、売掛金その他の金銭債権の譲渡は、有価証券に類するものの譲渡として非課税となります。

　銀行券、硬貨、小切手、手形などの支払手段の譲渡も非課税となります。ただし、収集

品や販売用のものは、非課税とはなりません。コイン店等でプレミアム付きの記念通貨等を譲渡する場合は課税となります。

③ 利子、保険料等
例：利子を対価とする金銭の貸付け、預金の預入など

利子を対価とする金銭の貸付けや保険料を対価とする役務の提供は非課税になります。前者は利子が、後者は保険料がそれぞれ非課税となります。預金又は貯金の預入、収益の分配金を対価とする集団投資信託、償還差益を対価とする国債等の取得、手形の割引、金銭債権の買取も、それぞれ利子、収益分配金、償還差益、割引料、買取差益が非課税となります。

なお、売上割引及び仕入割引については、それぞれ売上げに係る対価の返還、仕入れに係る対価の返還として取り扱います。

④ 郵便切手類等及び物品切手等の譲渡
例：郵便局での切手の譲渡、商品券の譲渡など

郵便局での郵便切手類（郵便切手、郵便葉書、郵便書簡）の譲渡、印紙売りさばき所での印紙の譲渡、地方公共団体での証紙の譲渡はそれぞれ非課税になります。譲渡される場所が限定されているため、例えば、コイン店等で譲渡した場合には課税となります。

物品切手等の譲渡も非課税とされます。物品切手等とは、商品券その他名称のいかんを問わず、物品の給付請求権を表彰する証書、役務の提供又は物品の貸付けに係る請求権を表彰する証書等をいいます。次のいずれにも該当する場合は、物品切手等に該当します。

　ア　その証書と引き換えに一定の物品の給付、貸付け又は特定の役務（給付等）の提供を約するものであること
　イ　給付等を受けようとする者がその証書等と引き換えに給付等を受けたことによって、その対価の全部又は一部の支払債務を負担しないものであること

具体的には、商品券、ビール券、図書券、映画・演劇等の入場券、旅行券などが物品切手等に該当します。なお、物品切手等を発行し、交付した場合において、その交付に係る相手先から収受する金品は、資産の譲渡等の対価に該当しません。

⑤ 国等の手数料、外国為替業務
例：住民票、戸籍謄本等の手数料など

国や地方公共団体などが行う一定の役務の提供は非課税になります。具体的には、ア「法令に基づき行う登記、登録、特許、免許、許可、認可などの事務に係る役務の提供で、その手数料等の徴収が法令に基づくもの」、イ「法令に基づいて行われる登録、認定、確認、指定、検査、検定などの事務に係る役務の提供で、法令に手数料等の徴収の根拠となる規

定がないもののうち証明や公文書の交付等一定のもの」、などの行政サービスに係る手数料等が該当します。

　法令にその事務が定められていない手数料等は課税となります。また、法令にその事務が定められている手数料等でも法令にその徴収の根拠となる規定がないものは、原則として、課税となります。

　外国為替業務に係る役務の提供も非課税となります。外国為替業務とは、外国為替取引、対外支払手段の発行、対外支払手段の売買又は債権の売買（円による債権の居住者間の売買を除く）をいいます。ただし、居住者・非居住者間の証券の譲渡に係る媒介、取次ぎ又は代理に係る役務の提供は課税になります。

(2) 社会政策的な配慮に基づくもの

① 医療の給付等
　例：社会医療保険など

　健康保険法等に基づく療養の給付や医療の給付は非課税になります。被保険者の一部負担金も同様です。健康保険法等に基づかない美容整形、健康診断、診断書作成料などは課税となります。

② 介護保険サービス、社会福祉事業等
　例：介護保険サービス、第一種社会福祉事業など

　介護保険法の規定に基づく居宅介護サービス費の支給に係る居宅サービス、施設介護サービス費の支給に係る施設サービスなど一定のものは非課税になります。ただし、利用者の自己選択に基づく一部のサービスについては課税となります。

　社会福祉法に規定する社会福祉事業や更生保護事業法に規定する更生保護事業など一定のものは非課税になります。

③ 助　産
　例：妊娠しているか否かの検査、分娩の介助など

　医師、助産婦などによる助産に係る資産の譲渡等は非課税になります。具体的には、妊娠しているか否かの検査から出産後2月以内に行われる母体の回復検診、新生児に係る検診・入院が該当します。

④ 埋葬料、火葬料
　例：埋葬料、火葬料

　埋葬に係る埋葬料、火葬に係る火葬料を対価とする役務の提供は非課税になります。ただし、火葬の際の待合室の使用料や火葬した遺骨を納骨堂に納める費用などは課税となり

ます。

⑤　身体障害者用物品の譲渡、貸付け等
　例：盲人安全つえ、車椅子の譲渡、貸付けなど

　身体障害者の使用に供するための特殊な性状、構造又は機能を有する物品で一定のものの譲渡、貸付け等は非課税になります。具体的には、義肢、盲人安全つえ、義眼、車椅子などを譲渡した場合や貸し付けた場合が該当します。

⑥　学校教育
　例：学校の授業料、入学金など

　学校における教育として行う役務の提供は非課税になります。具体的には、授業料、入学金、施設設備費、入学のための試験に係る検定料などが該当します。なお、予備校や学習塾などにおける教育は課税となります。

⑦　教科用図書の譲渡
　例：検定済教科書の譲渡など

　教科用図書の譲渡は非課税になります。具体的には、検定済教科書や文部科学省が著作の名義を有する教科用図書の譲渡が該当します。ただし、参考書や問題集等で学校における教育を補助するための補助教材の譲渡は課税となります。

⑧　住宅の貸付け
　例：住宅の家賃など

　住宅の貸付けは非課税になります。住宅とは、人の居住の用に供する家屋又は家屋のうち人の居住の用に供する部分をいいます。ただし、非課税となるのは、貸付けに係る契約において人の居住の用に供することが明らかにされているものに限られます。また、一時的に使用させる場合（住宅の貸付けに係る期間が1月未満の場合）や旅館業に係る施設の貸付けは課税となります。

　家賃には、月決め等の家賃のほか、敷金、保証金、一時金等のうち返還しない部分や、共同住宅における共用部分に係る費用を入居者が応分に負担するいわゆる共益費が含まれます。

2　輸入取引

　保税地域から引き取られる外国貨物のうち、次に掲げるものは、消費税が非課税とされます。

① 有価証券等
② 郵便切手類
③ 印　紙
④ 証　紙
⑤ 物品切手等
⑥ 身体障害者用物品
⑦ 教科用図書

(参考) 課税、非課税、不課税の関係

国内取引について、課税、非課税、不課税の関係を図示すると次のとおりになります。

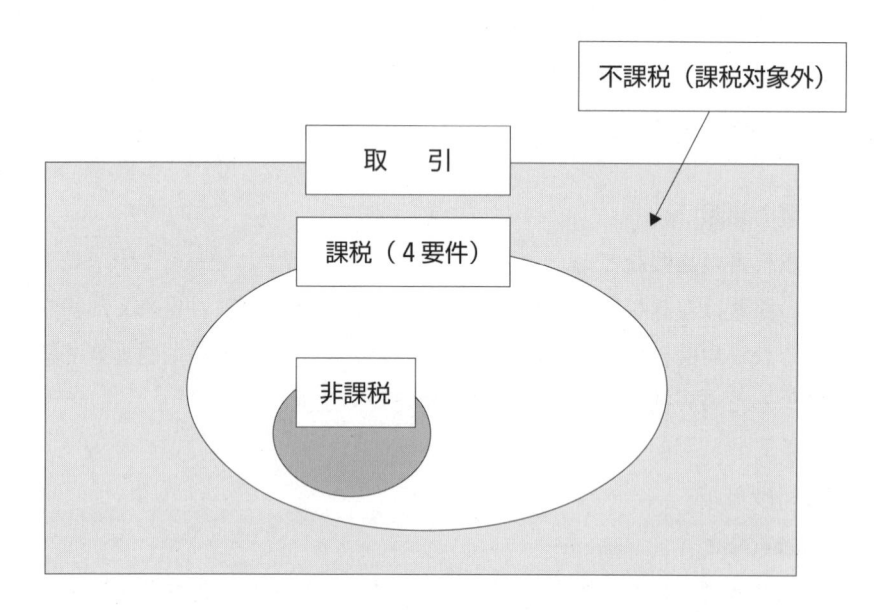

国内取引については、課税の4要件すべてを満たすものが課税対象取引となります。いずれか一つでも満たさなければ、課税対象外取引（不課税）です。これに対し、非課税は、課税の要件を満たす取引のうち、一定のものについて、消費税を課さないとしているものです。不課税と非課税ではこのように位置づけが全く異なるので、注意が必要です。

また、後述するとおり、不課税と非課税の違いをきっちり区別しないと消費税額の計算を間違ってしまいます。

まとめ

● 国内取引
（課税することになじまないもの）

❶ 土地の譲渡及び貸付け

❷	有価証券等及び支払手段の譲渡
❸	利子、保険料等
❹	郵便切手類等及び物品切手等の譲渡
❺	国等の手数料、外国為替業務

(社会政策的な配慮に基づくもの)

❶	医療の給付等
❷	介護保険サービス、社会福祉事業等
❸	助　産
❹	埋葬料、火葬料
❺	身体障害者用物品の譲渡、貸付け等
❻	学校教育
❼	教科用図書の譲渡
❽	住宅の貸付け

● 輸入取引

❶	有価証券等
❷	郵便切手類
❸	印　紙
❹	証　紙
❺	物品切手等
❻	身体障害者用物品
❼	教科用図書

第4節　輸出免税等

　消費税は、国内における物品の販売やサービスの提供に対して課せられるという消費地課税主義の考え方により、輸出や輸出に類似した取引については消費税が免除されます。
　輸出免税等は、消費税法で規定されているものと、その他の法律により規定されているものがありますが、ここでは消費税法で規定されているもののうち輸出取引等について解説します。

1　輸出取引等

　事業者が国内において行う課税資産の譲渡等のうち、次に掲げるものに該当するものについては、消費税が免除されます。課税資産の譲渡等とは、資産の譲渡等のうち、非課税の規定により消費税を課さないこととされるもの以外のものをいいます。

①　本邦からの輸出として行われる資産の譲渡又は貸付け

　資産を譲渡又は貸し付けるために行われる我が国からの輸出取引には、消費税が免除されます。輸出とは、内国貨物を外国に向けて送り出すことをいいます。内国貨物とは、本邦にある貨物で外国貨物（輸出の許可を受けた貨物及び外国から本邦に到着した貨物（外国の船舶により公海で採捕された水産物を含む）で輸入が許可される前のもの）でないもの及び本邦の船舶により公海で採捕された水産物をいいます。

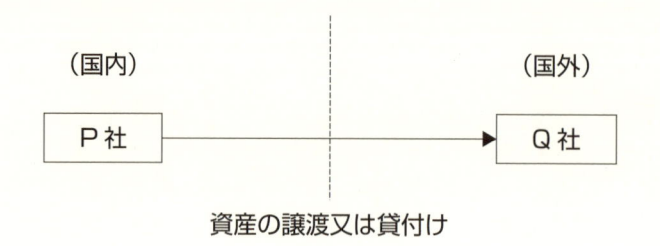

```
      （国内）              （国外）
   ┌──────┐            ┌──────┐
   │ P社  │───────────▶│ Q社  │
   └──────┘            └──────┘
           資産の譲渡又は貸付け
```

②　外国貨物の譲渡又は貸付け

　外国から我が国に到着した貨物で輸入が許可される前のもの（外国貨物）の譲渡又は貸付けには、消費税が免除されます。

```
         (国外)              (国内)
        ┌─────┐            ┌─────┐            ┌─────┐
        │ P社 │──────────▶│ Q社 │──────────▶│ R社 │
        └─────┘            └─────┘            └─────┘
           │                          外国貨物の譲渡
           │                          又は貸付け
           │   取得    ╭──────────╮
           └─────────▶│ 保税地域  │
                      │(輸入許可前)│
                      ╰──────────╯
```

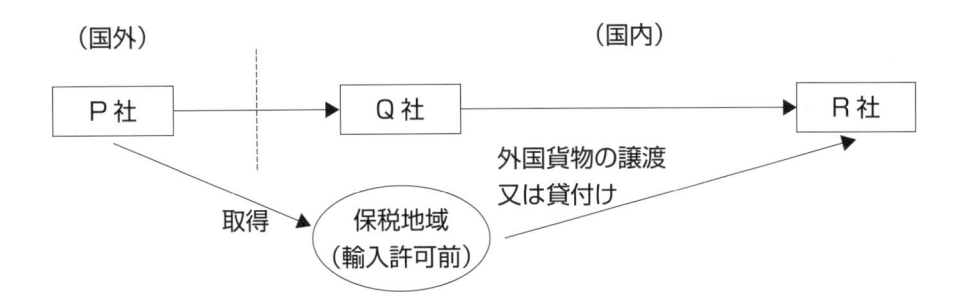

③ 国内及び国外にわたって行われる旅客又は貨物の輸送、通信、郵便、信書便

国際運輸、国際通信、国際郵便は、消費税が免除されます。

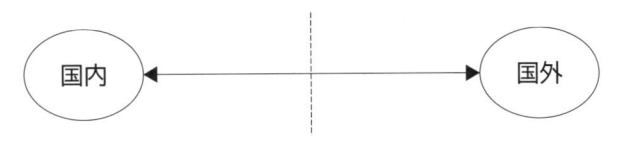

```
              ╭────╮          ╭────╮
              │国内│◀────────▶│国外│
              ╰────╯          ╰────╯
           旅客・貨物の輸送、通信、郵便、信書便
```

④ 外航船舶等の譲渡又は貸付けで船舶運航事業者等に対するもの等

外航船舶等の譲渡又は貸付けで船舶運航事業者等に対するものは、消費税が免除されます。外航船舶等とは、専ら国内及び国外にわたって又は国外と国外との間で行われる旅客又は貨物の運送の用に供される船舶又は航空機をいいます。船舶運航事業者等とは、船舶運航事業、船舶貸渡業又は航空運送事業を営む者をいいます。

また、外航船舶等の修理で船舶運航事業者等の求めに応じて行われるものも、消費税が免除されます。

⑤ 一定のコンテナーの譲渡又は貸付けで船舶運航事業者等に対するもの等

専ら国内と国外又は国外と国外との間の貨物の輸送の用に供されるコンテナーの譲渡又は貸付けで船舶運航事業者等に対するものは、消費税が免除されます。また、コンテナーの修理で船舶運航事業者等の求めに応じて行われるものも同様です。

⑥ 外航船舶等の水先、誘導、その他入出港、離着陸の補助又は入出港、離着陸、停泊、駐機のための施設の提供に係る役務の提供等で船舶運航事業者等に対するもの等

国際輸送に必要な輸送手段そのものを物理的に移動させるサービス、移動に伴って輸送手段そのものに加えられるサービス、移動に伴って必然的に提供されるサービス等で船舶運航事業者等に対するものは、消費税が免除されます。具体的には、港湾に入港する外航船舶からその港湾の利用に対して港湾管理者が徴収する料金である水先料、空港への着陸又は離陸、空港における駐機などの空港又は空港の施設の利用料金である空港使用料などが対象となります。

⑦ 外国貨物の荷役、運送、保管、検数、鑑定その他これらに類する外国貨物に係る役務の提供

　港湾運送事業者が行う港湾荷役事業などの事業で外国貨物に係るものなどは、消費税が免除されます。

⑧ 非居住者に対する無形固定資産等の譲渡又は貸付け

　非居住者に対する無形固定資産等の譲渡又は貸付けは、消費税が免除されます。非居住者とは、居住者以外の自然人及び法人をいいます。居住者とは、国内に住所等を有する自然人及び国内に主たる事務所を有する法人です。非居住者の国内にある支店等は、その主たる事務所が外国にある場合でも居住者とみなされます。

　無形固定資産等とは、鉱業権、租鉱権、特許権、実用新案権、著作権、営業権、漁業権等です。

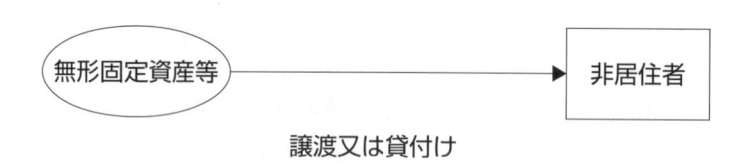

```
  無形固定資産等  ──────→  非居住者
          譲渡又は貸付け
```

⑨ 非居住者に対する役務の提供

　非居住者に対する役務の提供は、次に掲げるものを除き、消費税が免除されます。
　　ア　国内に所在する資産に係る運送又は保管
　　イ　国内における飲食又は宿泊
　　ウ　ア及びイに準ずるもので国内において直接便益を享受するもの

　例えば、国内に事務所等を有しない外国法人からの依頼を受けて行う、ア国内の事業者が国内代理店として行う事業、イ新聞社、雑誌社等が行う広告の掲載などが該当します。

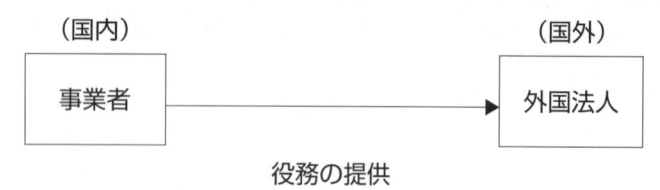

```
 （国内）              （国外）
  事業者  ──────→  外国法人
           役務の提供
```

　事業者が非居住者に対して役務の提供を行った場合に、その非居住者が支店等を国内に有するときは、その役務の提供はその支店等を経由して役務の提供を行ったものとして消費税は免除されません。これは、上記⑧で見たとおり、非居住者の国内にある支店等は、その主たる事務所が外国にある場合でも居住者とみなされ、また、非居住者に対する役務の提供が、通常、その非居住者の国内の支店等を通じて行われることが多いと考えられることから、このような取扱いとなっています。

　しかし、国内に支店等を有する非居住者に対する役務の提供であっても、次の要件の全

てを満たすときは、消費税が免除される取引として取り扱うことができます。
　ア　役務の提供が非居住者の国外の本店等との直接取引であり、非居住者の国内の支店等はこの役務の提供に直接的にも間接的にもかかわっていないこと
　イ　役務の提供を受ける非居住者の国内の支店等の業務は、その役務の提供に係る業務と同種、あるいは関連する業務でないこと

2　輸出証明等

　輸出免税の規定は、輸出証明書等一定の帳簿又は書類を課税期間の末日の翌日から２月を経過した日から７年間保存することにより適用されます。例えば、輸出として行われる資産の譲渡又は貸付けである場合には、輸出許可書が必要となります。

まとめ

● 輸出取引等

❶	本邦からの輸出として行われる資産の譲渡又は貸付け
❷	外国貨物の譲渡又は貸付け
❸	国内及び国外にわたって行われる旅客又は貨物の輸送、通信、郵便、信書便
❹	外航船舶等の譲渡又は貸付けで船舶運航事業者等に対するもの等
❺	一定のコンテナーの譲渡又は貸付けで船舶運航事業者等に対するもの等
❻	外航船舶等の水先、誘導、その他入出港、離着陸の補助又は入出港、離着陸、停泊、駐機のための施設の提供に係る役務の提供等で船舶運航事業者等に対するもの等
❼	外国貨物の荷役、運送、保管、検数、鑑定その他これらに類する外国貨物に係る役務の提供
❽	非居住者に対する無形固定資産等の譲渡又は貸付け
❾	非居住者に対する役務の提供

(参考) 課税、非課税、免税、不課税の関係

　国内取引について、課税、非課税、免税、不課税の関係を図示すると次のとおりになります。

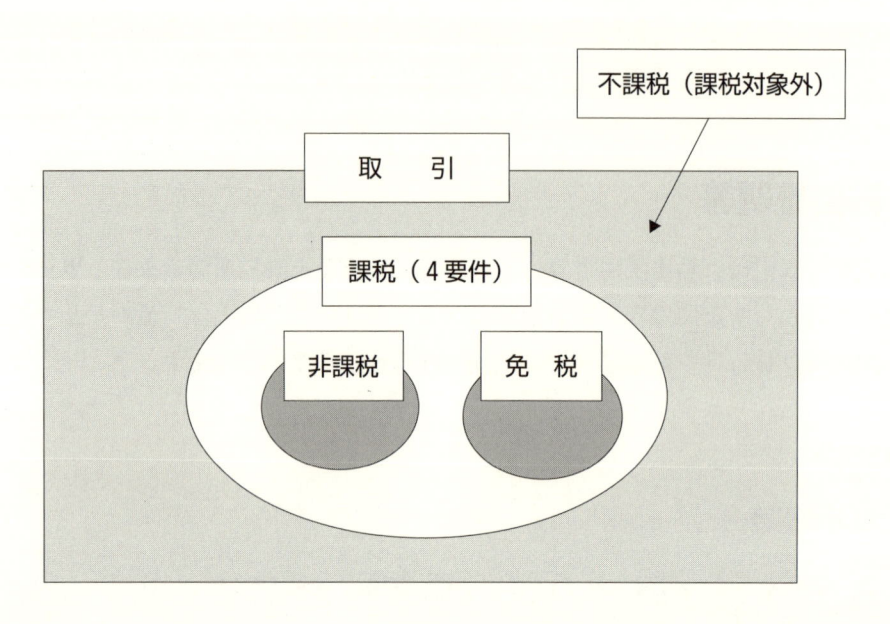

```
                            ┌─────────────────┐
                            │ 不課税（課税対象外）│
                            └─────────────────┘
        ┌─────────┐                    ↓
        │  取　引  │
        └─────────┘
           ┌─────────────┐
           │ 課税（4要件） │
           └─────────────┘
      ┌─────────┐   ┌─────────┐
      │ 非課税  │   │ 免　税  │
      └─────────┘   └─────────┘
```

　非課税のところで説明したとおり、国内取引については課税の4要件全てを満たすと、課税対象取引となります。しかし、そのうち一定のものについては消費税を課さない非課税となっています。それ以外は消費税がかかりますが、このうちゼロ税率を適用すると考えるのが輸出免税になります。課税の4要件を満たす取引のうち、消費税を課さないものが非課税、消費税を課しているものの税率にゼロ％を適用するものが免税ということです。

　非課税と免税が消費税の計算上、大きく異なるのが、その取引のために行った仕入れについて仕入税額控除を行うことができるか否かにあります。すなわち、非課税とされる取引は、消費税が課されていないので、非課税取引のために行った仕入れについては、原則として、仕入税額控除を行うことができません。

　これに対して、免税とされる取引は、消費税が適用税率ゼロ％として課されているため、免税取引のために行った仕入れについては、原則として、仕入税額控除を行うことができます。

例：非課税取引の場合

土地の売却：売却価額50,000,000円

売却のための造成：造成費用10,800,000円（うち、消費税800,000円）

　　売上げに係る消費税　　　　　なし
　　仕入れに係る消費税　　　　800,000円
　　差引　　　　　　　　　　　　0円

　非課税取引は、消費税が課されていないため、売上げに係る消費税はないため、仕入税額控除はできません。

例：免税取引の場合

商品の輸出：売却価額50,000,000円

売却のための仕入れ：仕入価額43,200,000円（うち、消費税3,200,000円）

　　売上げに係る消費税　　　　　0円
　　仕入れに係る消費税　　　3,200,000円
　　差引　　　　　　　　　△3,200,000円

　免税取引は、消費税がゼロ％として課されているため、売上げに係る消費税はゼロ円（50,000,000円×0％）と考え、仕入税額控除ができます（この例では、320万円が還付されます）。

　輸出免税についてこのような取扱いをするのは、輸出品に仕入れに係る消費税が転嫁されないようにするためです。輸出業者は、輸出のための仕入れに係る消費税の還付を受けることにより、この例の場合、40,000,000円で仕入れた商品を外国に50,000,000円で売却することになります。

　もし、還付が受けられないと、仕入れに係る消費税相当額だけ利益が圧縮されてしまい、これに対応するためには売却価額をあげることになりますが、これは消費地課税主義の考え方から適当ではないし、また国際競争力という点からも問題が生じるからです。このようにして消費税を含まない価格で輸出させることを、国境税調整といいます。

　以上の説明からわかるとおり、消費税では、非課税、免税、不課税をきちんと区別することが概念上だけでなく計算上も非常に重要となります。

第5節　納税義務者

1　国内取引

　国内取引については、事業者が消費税を納める義務があります。すなわち、事業者である個人事業者及び法人が、国内において行った課税資産の譲渡等について、消費税の納税義務者となります。課税資産の譲渡等とは、資産の譲渡等のうち、消費税を課さないこととされているもの（非課税取引）以外のものをいいます。

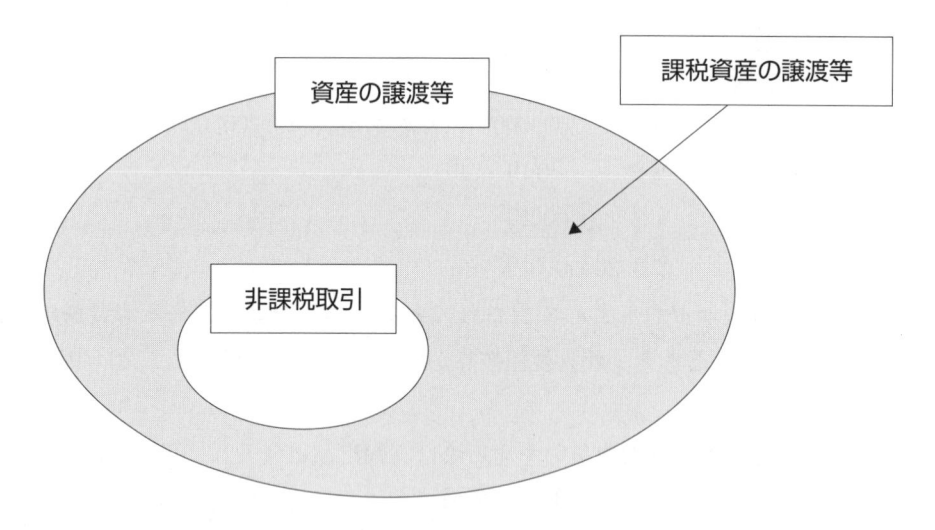

2　納税義務の免除

　消費に広く負担を求めるという消費税の趣旨からすると全ての事業者が消費税を納めることが望ましいといえます。しかし、小規模事業者の事務負担や税務執行面への配慮から、一定の規模以下の小規模事業者については、納税義務が免除されています。消費税が課される事業者を課税事業者、消費税が免除される事業者を免税事業者といいます。
(注)　免税事業者は、消費税を納める必要はありませんが、これは消費税の還付を受けることもできないことを意味しますので注意が必要です。

　具体的には、事業者のうち、その課税期間に係る「基準期間における課税売上高」及び「特定期間における課税売上高等」が1,000万円以下である者について納税義務が免除されます。

　「基準期間における課税売上高」が1,000万円を超えれば課税事業者になります。「基準期間における課税売上高」が1,000万円以下の場合には、次に「特定期間における課税売

上高等」を算定し、これが1,000万円を超えれば課税事業者、1,000万円以下であれば免税事業者となります。

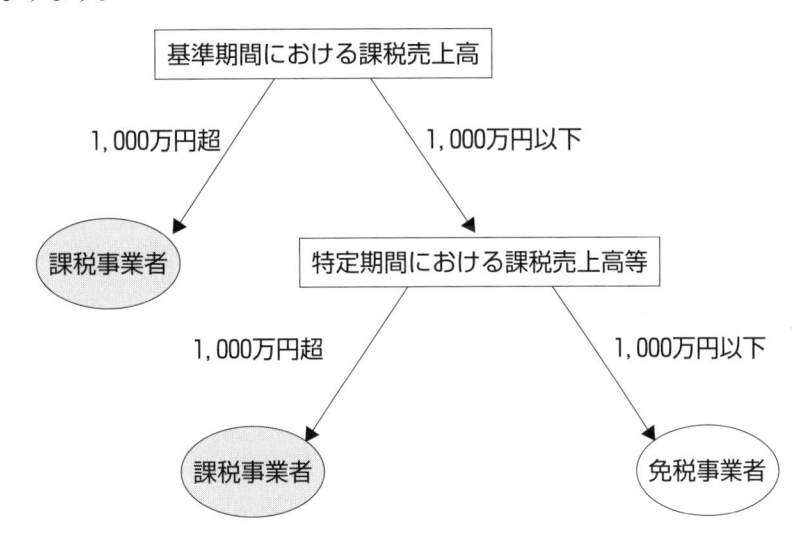

```
            基準期間における課税売上高
           ／              ＼
       1,000万円超         1,000万円以下
        ／                    ＼
    課税事業者         特定期間における課税売上高等
                         ／              ＼
                    1,000万円超         1,000万円以下
                      ／                    ＼
                  課税事業者              免税事業者
```

(1) 基準期間における課税売上高

① 基準期間とは

「基準期間」とは、個人事業者及び法人の区分に応じ、次のとおりになります。

ア　個人事業者…その年の前々年

イ　法人…その事業年度の前々事業年度。ただし、前々事業年度が1年未満である場合には、その事業年度開始の日の2年前の日の前日から同日以後1年を経過する日までの間に開始した各事業年度を合わせた期間が基準期間となります。

② 基準期間における課税売上高とは

ア　個人事業者、基準期間が1年である法人の場合

「基準期間における課税売上高」とは、個人事業者及び基準期間が1年である法人の場合、次の算式により計算します。

基準期間における課税売上高：A－（B－b）

　A：基準期間中に国内において行った課税資産の譲渡等の対価の額

　B：基準期間中に行った売上げに係る対価の返還等の金額

　b：基準期間中に行った売上げに係る対価の返還等の金額に係る消費税額$\times\frac{80}{63}$

上記算式中、A「基準期間中に国内において行った課税資産の譲渡等の対価の額」とは、税抜の売上金額を意味します。また、B「基準期間中に行った売上げに係る対価の返還等の金額」とは、税込の売上値引、返品等を意味します。したがって、「B－b」は、税抜の売上値引、返品等となります。その結果、算式全体としては、基準期間中に行った値引、返品等を除いた税抜の売上金額を意味することになります。基

準期間における課税売上高の算定上、主な留意点は下記のとおりです。
- 輸出免税を含める（対価の返還等があれば控除する）
- 貸倒れは控除しない
- 非課税資産の輸出は含めない
- 基準期間が免税事業者であった場合には税抜処理は行わない
- みなし譲渡を含める

イ　基準期間が1年でない法人の場合

基準期間が1年でない法人の場合、次のとおり、12月相当額に換算します（注1）。
基準期間における課税売上高：

$$\frac{A-(B-b)}{基準期間に含まれる事業年度の月数（注2）} \times 12$$

（注1）個人事業者については、年の中途において事業を開始した場合や事業を廃止した場合等その基準期間において事業を行った期間が1年に満たないときであっても年換算は行いません。

（注2）月数は、暦に従って計算し、1月に満たない端数を生じたときは、1月とします。

（例）

ア　1年決算法人の場合

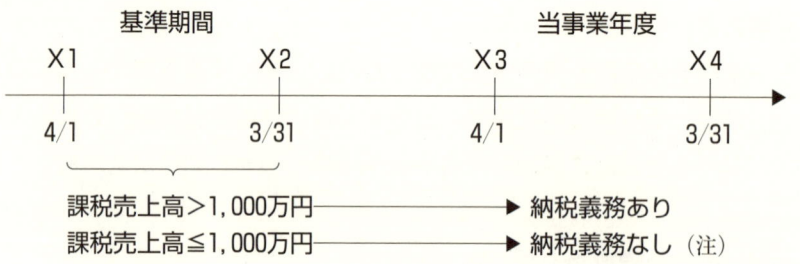

```
        基準期間                    当事業年度
     X1         X2          X3          X4
     ├──────────┼───────────┼───────────┤─→
     4/1       3/31         4/1        3/31
     └─────┬────┘
```

課税売上高＞1,000万円　――――――→　納税義務あり
課税売上高≦1,000万円　――――――→　納税義務なし（注）

（注）特定期間による判定でも納税義務がない場合（特定期間による判定で納税義務が免除されない場合は納税義務あり）

イ　決算期変更した場合

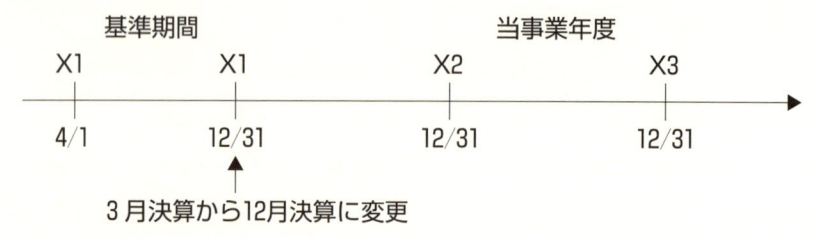

```
        基準期間                    当事業年度
     X1         X1          X2          X3
     ├──────────┼───────────┼───────────┤─→
     4/1      12/31        12/31       12/31
                ↑
        3月決算から12月決算に変更
```

前々事業年度が1年未満（4/1～12/31）
↓
基準期間＝「その事業年度開始の日の2年前の日の前日から同日以後1年を経過する日までの間に開始した各事業年度を合わせた期間」

「その事業年度開始の日（X3年1月1日）の2年前の日の前日」とは、X1年1月1日、「同日以後1年を経過する日」とは、X1年12月31日をいいます。

したがって、「X1年1月1日からX1年12月31日までの間に開始した各事業年度を合わせた期間」である「X1年4月1日～X1年12月31日」が基準期間となります。

↓

基準期間における課税売上高（A）

$$= \frac{基準期間中に行った値引、返品等を除いた税抜の売上金額}{9} \times 12$$

A＞1,000万円 ──→ X3年1月1日～X3年12月31日の納税義務あり

A≦1,000万円 ──→ X3年1月1日～X3年12月31日の納税義務なし(注)

(注) 特定期間による判定でも納税義務がない場合（特定期間による判定で納税義務が免除されない場合は納税義務あり）

基準期間と基準期間における課税売上高

区　分		基準期間
個人事業者		その年の前々年
法人	原則	その事業年度の前々事業年度
	前々事業年度が1年未満の場合	その事業年度開始の日の2年前の日の前日から1年を経過する日までの間に開始した各事業年度を合わせた期間

区　分		基準期間における課税売上高
個人事業者		税抜の課税売上高
法人	基準期間が1年である法人	
	基準期間が1年でない法人	税抜の課税売上高／基準期間の月数×12

(2) 特定期間における課税売上高等

① 特定期間とは

「特定期間」とは、個人事業者及び法人の区分に応じ、次のとおりです。

ア　個人事業者…その年の前年1月1日から6月30日までの期間

イ　法人

　　a　その事業年度の前事業年度（短期事業年度(注1)を除く）がある法人

　　　その事業年度の前事業年度開始の日以後6月の期間(注3)

　　b　その事業年度の前事業年度が短期事業年度である法人

　　　その事業年度の前々事業年度(注2)開始の日以後6月の期間(注4)（その前々事業年度が6月以下の場合には、その前々事業年度開始の日からその終了の日ま

での期間)
(注1) 短期事業年度とは、次に掲げる事業年度をいいます。
　　ア　その事業年度の前事業年度で7月以下であるもの
　　イ　その事業年度の前事業年度（7月以下であるものを除く）で6月の期間の末日（(注3)の6月の期間の特例の適用がある場合には、(注3)に定める日）の翌日からその前事業年度終了の日までの期間が2月未満であるもの
(注2) 次に掲げる事業年度を除きます。
　　ア　その事業年度の前々事業年度でその事業年度の基準期間に含まれるもの
　　イ　その事業年度の前々事業年度（6月以下であるものを除く）で6月の期間の末日（6月の期間の特例の適用がある場合には、(注3)に定める日）の翌日からその前々事業年度の翌事業年度終了の日までの期間が2月未満であるもの
　　ウ　その事業年度の前々事業年度（6月以下であるものに限る）でその翌事業年度が2月未満であるもの
(注3) 6月の期間の末日が次に掲げる場合に該当するときは、前事業年度開始の日から次に掲げる日までの期間をその前事業年度開始の日以後6月の期間とみなします。
　　ア　6月の期間の末日がその月の末日でない場合（その前事業年度終了の日（6月の期間の末日後に前事業年度終了の日の変更があった場合には、その変更前の終了の日）が月の末日である場合に限る）
　　　　6月の期間の末日の属する月の前月の末日
　　イ　6月の期間の末日がその日の属する月のその前事業年度の終了応当日（その前事業年度終了の日に応当するその前事業年度に属する各月の日をいう）でない場合（その前事業年度終了の日が月の末日である場合を除く）
　　　　6月の期間の末日の直前の終了応当日
(注4) 上記（注3）と同様のみなし規定があります。

(考え方)

　上記のとおり、法人の特定期間とは、原則として、前事業年度開始の日から6月の期間をいいます。納税義務の有無を判断するためには、特定期間中の課税売上高等を集計する必要がありますが、その集計のための期間を2月想定しています。したがって、前事業年度が7月以下の場合や集計期間としての2月を確保できない場合には、特定期間とすることは適当ではないため、これを短期事業年度とし、前事業年度が短期事業年度に該当する場合には、前々事業年度開始の日から6月の期間で判定することとしています。ただし、前々事業年度が基準期間に含まれる場合や、集計期間として2月を確保できない場合には、特定期間とすることは適当ではないため、その場合には、特定期間による判定は行わないことになります。

　また、上記（注3）及び（注4）に規定する6月の期間の特例とは、課税売上高等の集計期間を法人のその前事業年度終了の日に合わせるものであり、集計が煩雑にならないようにするための配慮から設けられたものです。例えば、前事業年度終了の日が月末であれ

ば、6月の期間の末日も月末の方が、集計が容易になると考えられます。そこで、前事業年度終了の日と6月の期間の末日が一致しない場合には、その6月の期間の末日の直前に到来する前事業年度終了の日の応当日までを特定期間とする特例が、この6月の期間の特例です。

(例)
ア　1年決算法人の場合

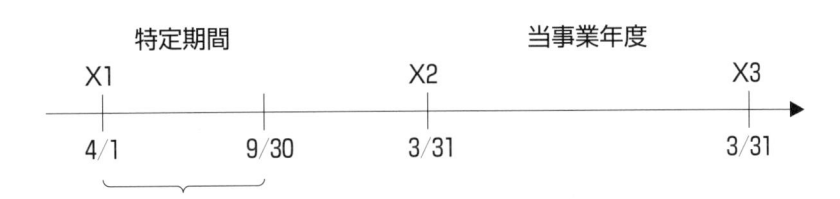

```
        特定期間              当事業年度
   X1              X2                    X3
   ├──────┼─────────┼────────────────→
   4/1    9/30     3/31                  3/31
```

イ　設立事業年度の翌事業年度（a）

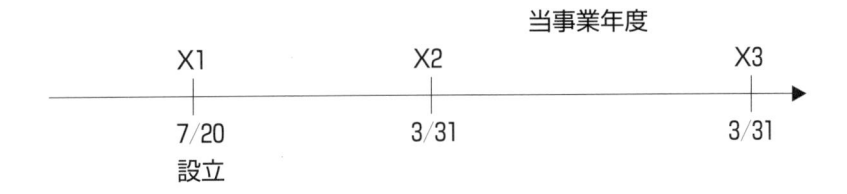

```
                        当事業年度
   X1           X2                    X3
   ├────────────┼────────────────────→
   7/20         3/31                  3/31
   設立
```

(判定)
①前事業年度（X1年7月20日〜X2年3月31日）は、7月超のため、短期事業年度には該当しない。
②前事業年度開始の日（X1年7月20日）以後6月の期間の末日は、X2年1月19日であり、前事業年度終了の日が月の末日であり、かつ、6月の期間の末日がその月の末日でない場合（(注3)のア）に該当するため、特例により、6月の期間の末日の属する月の前月の末日であるX1年12月31日までが特定期間となる。
∴特定期間　X1年7月20日〜X1年12月31日

ウ　設立事業年度の翌事業年度（b）

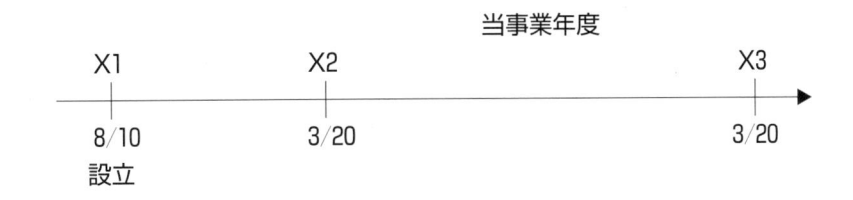

```
                        当事業年度
   X1           X2                    X3
   ├────────────┼────────────────────→
   8/10         3/20                  3/20
   設立
```

(判定)
①前事業年度（X1年8月10日〜X2年3月20日）は、7月超のため、短期事業年度には該当しない。

②前事業年度開始の日（X1年8月10日）以後6月の期間の末日は、X2年2月9日であり、前事業年度終了の日が月の末日でなく、かつ、6月の期間の末日がその日の属する月のその前事業年度の終了応当日でない場合（（注3）のイ）に該当するため、特例により、6月の期間の末日の直前の終了応当日であるX2年1月20日までが特定期間となる。

∴ 特定期間　X1年8月10日～X2年1月20日

エ　決算期変更した場合

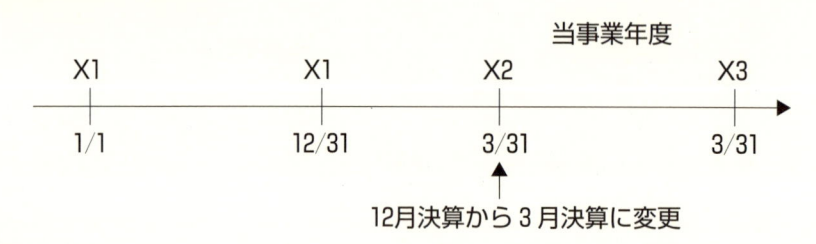

```
          X1              X1         当事業年度        X3
          |               |        X2               |
──────────┼───────────────┼──────────┼──────────────┼──────→
         1/1            12/31      3/31           3/31
                                    ↑
                          12月決算から3月決算に変更
```

（判定）
①前事業年度X2年1月1日～X2年3月31日は、7月以下のため、短期事業年度に該当する。
②前々事業年度X1年1月1日～X1年12月31日は、当事業年度の基準期間に含まれるため、前々事業年度は特定期間とならない。

∴ 特定期間なし

②　特定期間における課税売上高等とは

「特定期間における課税売上高等」とは、特定期間における課税売上高か、特定期間中に支払った給与等の金額に相当する金額かいずれかを選択することができます。特定期間における課税売上高は、基準期間における課税売上高と同様に計算した金額です。給与等とは、給与所得となる給与、賞与などです。所得税が非課税となる通勤手当や旅費等は該当せず、未払額は含まれません。

特定期間における課税売上高及び特定期間中に支払った給与等の金額に相当する金額のいずれも1,000万円超であれば課税事業者、いずれも1,000万円以下であれば免税事業者となります。いずれか一方が1,000万円超で、他方が1,000万円以下の場合は、課税事業者、免税事業者のいずれも選択することが可能です。

```
                    ┌─────────────────┐
                    │前事業年度は短期事業年度│
                    │に該当するか？       │
                    └────────┬────────┘
              YES  ┌─────────┴─────────┐  NO
                   ▼                   ▼
       ┌─────────────────┐    ┌─────────────────────┐
       │前々事業年度は除外事業年│    │特定期間：前事業年度開始 │
       │度（注１）に該当するか？│    │の日以後６月の期間     │
       └────────┬────────┘    └─────────────────────┘
     YES ┌─────┴─────┐ NO
         ▼           ▼
  ┌──────────┐  ┌─────────────────────┐
  │特定期間：なし│  │特定期間：前々事業年度開始│
  │          │  │の日以後６月の期間（注２）│
  └──────────┘  └─────────────────────┘
```

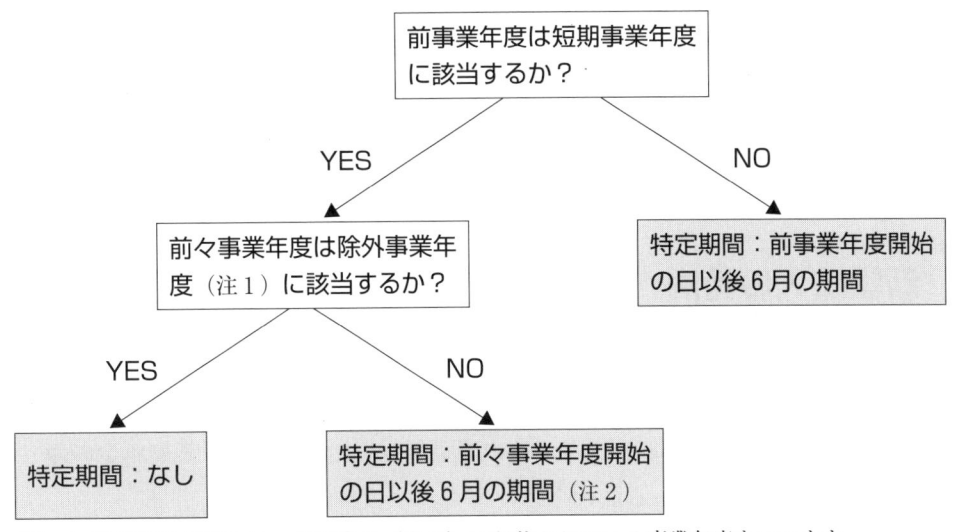

（注１）除外事業年度とは、前記①の（注２）に記載されている事業年度をいいます。

（注２）その前々事業年度が６月以下の場合には、その前々事業年度開始の日からその終了の日までの期間となります。

●特定期間と特定期間における課税売上高等

区　分		特定期間
個人事業者		前年１月１日から６月30日までの期間
法人	その事業年度の前事業年度（短期事業年度を除く）がある法人	その事業年度の前事業年度開始の日以後６月の期間
	その事業年度の前事業年度が短期事業年度（注１）である法人	その事業年度の前々事業年度（注２）開始の日以後６月の期間（注３）

（注１）短期事業年度とは次に掲げる事業年度をいいます。

　　ア　その事業年度の前事業年度で７月以下であるもの

　　イ　その事業年度の前事業年度（７月以下であるものを除く）で６月の期間の末日の翌日からその前事業年度終了の日までの期間が２月未満であるもの

（注２）次に掲げる事業年度を除きます。

　　ア　その事業年度の前々事業年度でその事業年度の基準期間に含まれるもの

　　イ　その事業年度の前々事業年度（６月以下であるものを除く）で６月の期間の末日の翌日からその前々事業年度の翌事業年度終了の日までの期間が２月未満であるもの

　　ウ　その事業年度の前々事業年度（６月以下であるものに限る）でその翌事業年度が２月未満であるもの

（注３）その前々事業年度が６月以下の場合には、その前々事業年度開始の日からその終了の日までの期間をいいます。

	特定期間における課税売上高等
選択	特定期間における課税売上高
	特定期間中に支払った給与等の金額

3　新設法人の特例

　新設法人のその基準期間がない事業年度に含まれる各課税期間における課税資産の譲渡等については、納税義務が免除されません。新設法人とは、その事業年度の基準期間がない法人（社会福祉法人を除く）のうち、その事業年度開始の日における資本金の額（出資の金額）が1,000万円以上である法人をいいます。

　基準期間がない事業年度ですから、第1期及び第2期が該当します。また、資本金はその事業年度開始の日（期首）で判定しますから、期首時点で1,000万円未満であれば、その後の増資により資本金が1,000万円以上となったとしても、この規定の適用はありません。

　また、基準期間がない事業年度が前提ですが、特定期間については何ら要件には関係ありませんので、仮に特定期間における課税売上高が1,000万円以下であっても、期首の資本金の額が1,000万円以上であれば、納税義務は免除されません。

4　特定新規設立法人の特例

　特定新規設立法人については、その基準期間がない事業年度に含まれる各課税期間における課税資産の譲渡等については、納税義務が免除されません。特定新規設立法人とは、その事業年度の基準期間がない法人（新設法人及び社会福祉法人を除く）（新規設立法人）のうち、次の全ての要件を満たすものをいいます。
① 新設開始日（注1）において特定要件（注2）に該当すること
② 新規設立法人が特定要件に該当する旨の判定の基礎となった他の者及び当該他の者と特殊関係にある法人（注3）のうちいずれかの者の基準期間相当期間（注4）における課税売上高（注5）が5億円を超えること

(注1) 新設開始日とは、その基準期間がない事業年度開始の日をいいます。
(注2) 特定要件とは、他の者により新規設立法人の発行済株式（出資）（自己株式（出資）を除く）（発行済株式等）の50％超の株式（出資）が直接又は間接に保有される場合等他の者により支配される場合をいいます。他の者が単独で新規設立法人の発行済株式等の50％超の株式を保有する場合はもちろん、他の者及び他の者が完全支配（他の法人の発行済株式等の全てを有する場合）している他の法人で新規設立法人の発行済株式等の50％超の株式を保有する場合も含まれます。なお、他の者

が個人の場合には、その個人の親族等が保有する部分も含めて判定します。
(注3) 他の者と特殊関係にある法人とは、他の者（新規設立法人の発行済株式等を有する者に限り、他の者が個人である場合には当該他の者の親族等を含む）が他の法人を完全支配している場合の当該他の法人をいいます。ただし、非支配特殊関係法人（他の者（新規設立法人の発行済株式等を有する者に限る）と生計を一にしない別生計親族等が他の法人を完全支配している場合の当該他の法人）は除きます。
(注4) 基準期間相当期間とは、法人の場合、原則として、新規設立法人の新設開始日の2年前の日の前日から同日以後1年を経過する日までの間に終了した判定対象者の各事業年度を合わせた期間をいいます。なお、判定対象者とは、他の者（新規設立法人の発行済株式等を有する者に限る）及び当該他の者が完全支配する他の法人のうちいずれかの者をいいます。
(注5) 基準期間相当期間における課税売上高は、基準期間相当期間の国内における課税資産の譲渡等の対価の額の合計額から、対価の返還等の金額を控除した残額とされ、12月に換算した金額をいいます。

（特定要件）

新規設立法人が他の者により支配される場合

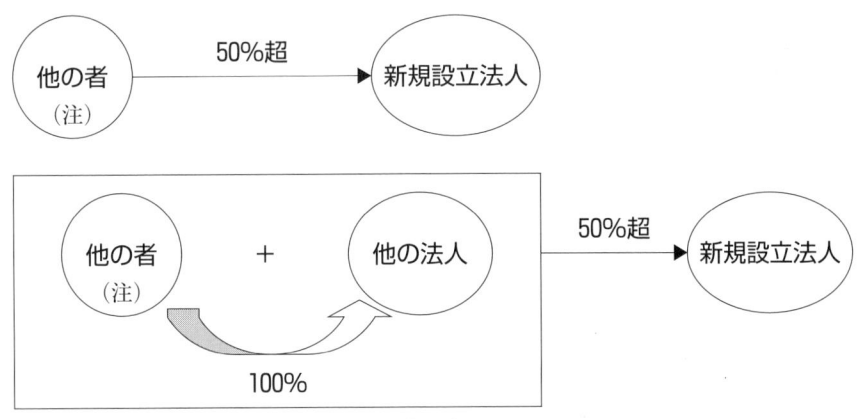

```
他の者 ──50%超──▶ 新規設立法人
 (注)
```

```
┌─────────────────────────┐
│ 他の者  ＋  他の法人      │──50%超──▶ 新規設立法人
│ (注)                     │
│    └──100%──┘            │
└─────────────────────────┘
```

(注) 他の者が個人の場合にはその親族等を含む。

（基準期間相当期間）

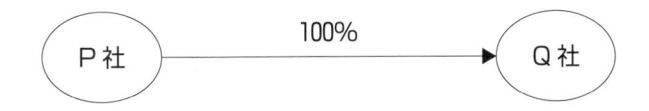

```
P社 ──100%──▶ Q社
```

前提：P社（3月決算）がQ社（12月決算）をH26.6.10に設立
　　　H26.6.10の2年前の日の前日（H24.6.10）から1年経過する日（H25.6.9）までの間に終了した判定対象者（P社）の事業年度（H24.4.1～H25.3.31）

（解散法人のみなし規定）

次の全ての要件を満たす場合には、解散法人を特殊な関係にある法人とみなして、新規設立法人の納税義務を判定します。
　ア　新規設立法人が新設開始日において特定要件に該当すること

ロ 他の者と特殊な関係にある法人であったもので、新規設立法人の設立の日前1年以内又は新設開始日前1年以内に解散したもののうち、その解散した日において特殊な関係にある法人に該当していたもの（解散法人（注））

（注）新設開始日においてなお特殊な関係にある法人であるものを除きます。

5　課税事業者の選択

　既に述べたとおり、免税事業者は消費税を納める必要はありませんが、消費税の還付を受けることもできません。消費税の計算は、詳しくは後述しますが、売上げ等に含まれている預り消費税から、仕入れや諸経費等に含まれている支払い消費税を差し引いて、差額を国に納めます。多額の設備投資等を行った場合には、預り消費税よりも支払い消費税が多くなり、結果として、還付を受けられる場合があります。しかし、これはあくまで課税事業者に限られ、免税事業者については還付を受けることができません。そこで、このような場合に免税事業者が還付を受けるようにするための制度が課税事業者の選択になります。

　免税事業者が課税事業者になるためには、「消費税課税事業者選択届出書」を納税地の所轄税務署長に提出する必要があります。この届出書の効力は、提出した日の属する課税期間の翌課税期間から生じます。例えば、翌期に多額の設備投資が予定され消費税の還付を受けるのであれば、当期中に届出書を提出する必要があります。

　ただし、新規開業した事業者等は、その開業した日の属する課税期間の末日までに届出書を提出すれば、開業した日の属する課税期間から課税事業者を選択することができます。

　課税事業者の選択をやめようとする場合には、「消費税課税事業者選択不適用届出書」を提出する必要があります。この届出書の効力は、提出した日の属する課税期間の翌課税期間から生じます。

　ただし、この届出書は、事業を廃止した場合を除き、「消費税課税事業者選択届出書」の効力が生じた日から2年を経過する日の属する課税期間の初日以降でなければ提出することはできません。

　つまり、いったん「消費税課税事業者選択届出書」を提出し、課税事業者を選択したならば、最低、2年間は課税事業者であり続けることになります。免税事業者に戻れるのは、3年目以降になりますので、「消費税課税事業者選択届出書」を提出する際には、慎重に判断する必要があります。

　なお、一定の場合には、課税事業者の3年間の継続適用が義務付けられることがあります。

```
       効力発生
  免税  ┌→ 課税
────────┼────────
        ↑
  「課税事業者選択届出書」提出


  免税   A   課税   B   課税
────┼───────┼───────┼────
    ↑               └→
「課税事業者選択届出書」提出    不適用届出書提出可
```

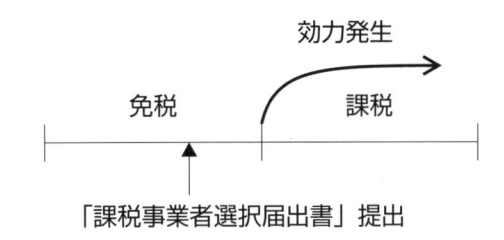

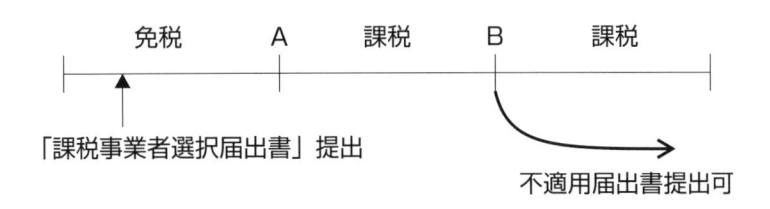

「課税事業者選択不適用届出書」の提出は、効力が生じた日（A）から2年を経過する日の属する課税期間の初日（B）以降

6 輸入取引

外国貨物を保税地域から引き取る者は、課税貨物につき、消費税を納める義務があります。国内取引とは異なり、輸入取引については、事業者だけでなく消費者も納税義務者となります。

第6節　課税標準と税率

1　国内取引の課税標準

　消費税の課税標準は、課税資産の譲渡等の対価の額とされます。「課税標準」とは、税率を適用する直前の金額で、これに税率を乗ずることにより、税額を算定します。また、「課税資産の譲渡等の対価の額」とは、対価として収受し、又は収受すべき一切の金銭又は金銭以外の物若しくは権利その他経済的な利益の額とし、消費税額及び地方消費税額を含まないものとされます。要するに、実際の取引に係る税抜対価の額をもとに消費税額を算定するということです。金銭以外の物又は権利を取得した場合には、取得時の時価が課税標準となります。

　実際に課税標準を計算する場合には、その課税期間における税込対価の額の合計額に108分の100を乗じることにより算定します。この際、千円未満の端数は切り捨てます。消費税の会計処理には、税抜処理と税込処理がありますが、いずれの会計処理を採用している場合でも、課税標準の算定は、税込対価の額をもとに計算するのが原則的な方法です。

$$課税標準 = その課税期間の税込対価の額の合計額 \times \frac{100}{108}（千円未満切捨て）$$

①　課税標準に含まれるか、含まれないか？

　価額の中に課税資産の譲渡等を行った者（売り手等）が本来納付すべきものとされている税金や手数料等に相当する額が含まれていたとしても、その価額の全体が消費税の課税標準となります。これに対して、課税資産の譲渡等を受ける者（買い手等）が本来納付すべきもので預り金等として明確に区分している場合には、消費税の課税標準に含まれません。

　前者は、例えば、銀行が顧客から受け取る振込手数料に金銭の受領事実を証する振込金受取書等に課税される印紙税相当額が含まれている場合には、印紙を貼付しなければならないのは銀行であるため、その印紙税相当額を含めた手数料の総額が課税標準となります。後者は、例えば、司法書士が、顧客から不動産の移転登記の依頼を受けた場合には、登録免許税相当額を受領しますが、これは不動産の取得者が本来納付すべきものを代わって支払うために受領したものであり、立替金に過ぎず、司法書士の報酬の対価ではないのでその額が請求書や領収書等の内訳で示され預り金等として明確に区分している場合には、課税標準には含まれません。

　課税資産の譲渡等の対価の額には、酒税、たばこ税等の個別消費税は、課税資産の価額の一部を構成することから、消費税の課税標準に含まれます。これに対して、軽油引取税、

ゴルフ場利用税、入湯税については、課税資産の譲渡等を受ける者が納税義務者となっているため、対価の額には含まれません。しかし、その税額に相当する金額について明確に区分されていない場合は、対価の額に含まれます。

② 特殊な取引の場合

ア 代物弁済

代物弁済とは、債務者が債権者の承諾を得て、約定されていた弁済の手段に代えて他の給付をもって弁済することをいいます。例えば、3,000万円を借りていたが、返済期限までに金銭を準備することができなかった場合に、債権者に借りた金銭の代わりに債務者が所有している土地で返済することを申し出、債権者がこれを承諾した場合が該当します。

代物弁済により資産を譲渡した場合、代物弁済により消滅する債務の額に相当する金額が課税標準となります。ただし、代物弁済により譲渡される資産の価額が債務の額を超える額に相当する金額につき支払を受ける場合にはこれを加算します。

例えば、3,000万円の借入金に対して、代物弁済として時価5,000万円の建物で弁済し、差額2,000万円の支払を受けた場合、課税標準は消滅した債務3,000万円に支払を受けた2,000万円を加えた5,000万円となります。

なお、現物給与など初めから現物を給付する予定である場合には、代物弁済には該当しません。

イ 負担付贈与

負担付贈与とは、その贈与に係る受贈者に一定の給付をする義務を負担させる資産の贈与をいいます。負担を伴わない単純贈与であれば、無償取引として、消費税の課税対象とは原則としてなりません。しかし、負担付贈与は、資産を引き渡す対価として、債務が消滅するため、有償取引として消費税の課税対象となります。

負担付贈与により資産を譲渡した場合、負担付贈与に係る負担の価額に相当する金額が課税標準となります。例えば、借入債務3,000万円が残っている建物を負担付贈与した場合、建物の譲渡により借入債務3,000万円が消滅するため、3,000万円が課税標準となります。

ウ 現物出資

現物出資とは、金銭以外の資産による出資をいいます。現物出資については、出資により取得する株式（出資）の取得時の価額が課税標準となります。

エ 交換

資産を交換した場合、交換により取得する資産の取得時の価額が課税標準となります。ただし、交換により譲渡する資産の価額と交換により取得する資産の価額との差額を補うための金銭を取得する場合はこれを加算し、その差額を補うための金銭を支払う場合

はこれを控除した金額が課税標準となります。

例えば、時価3,000万円の資産を引渡し、時価2,000万円の資産と1,000万円の金銭の交付を受けた場合、取得した資産の時価2,000万円と取得した金銭1,000万円を合わせた3,000万円が課税標準となります。これに対して、時価3,000万円の資産と2,000万円の金銭を引渡し、時価5,000万円の資産を取得した場合、取得した資産の時価5,000万円から支払った金銭2,000万円を控除した3,000万円が課税標準となります。

③ 低額譲渡の場合

消費税の課税標準は、上記①で見たとおり、実際の取引対価を基礎に算定しますが、法人が資産をその役員に対し、その譲渡時の資産の価額に対し著しく低い対価で譲渡した場合には、例外的に、その譲渡時の価額に相当する金額で課税標準を計算します。ここで資産の価額に対し著しく低い対価とは、その譲渡時における資産の価額に相当する金額のおおむね50％に相当する金額に満たない場合をいいます。

ただし、譲渡資産が棚卸資産の場合で、譲渡対価が、その資産の課税仕入れの金額以上であり、かつ、通常他に販売する価額のおおむね50％に相当する金額以上であるときは、低額譲渡に該当しないものとして、実際の取引対価により課税標準を計算します。

④ みなし譲渡

消費税は、事業として対価を得て行われる資産の譲渡でない限り、かかりません。しかし、その例外として、次に掲げる行為は、事業として対価を得て行われた資産の譲渡とみなされ、消費税の課税対象となります。この場合の消費税の課税標準は、それぞれ次に定める金額をその対価の額とみなして計算します。

なお、棚卸資産について家事消費又は贈与を行った場合には、上記③の低額譲渡の場合と同様に、その資産の課税仕入れの金額以上であり、かつ、通常他に販売する価額のおおむね50％に相当する金額以上で課税標準を計算すれば、これが認められます。

　ア　個人事業者が棚卸資産又は棚卸資産以外の資産で事業の用に供していたものを家事のために消費し、又は使用した場合におけるその消費又は使用…その消費又は使用の時におけるその消費し又は使用した資産の価額に相当する金額

　イ　法人が資産をその役員に対して贈与した場合におけるその贈与…その贈与の時におけるその贈与をした資産の価額に相当する金額

2　輸入取引の課税標準

保税地域から引き取られる課税貨物に係る消費税の課税標準は、関税の課税価格、関税の額及びその課税貨物の保税地域からの引取りに係る消費税以外の消費税等（個別消費税）

の額の合計額となります。

　関税の課税価格とは、輸入取引に関し売手に対し支払われた又は支払われるべき価格に、輸入港に到着するまでの運送に要する運賃や保険料その他運送に係る費用を加えた合計額となり、これをCIF価格といいます。また、消費税以外の消費税等（個別消費税）とは、酒税、たばこ税、揮発油税、地方揮発油税、石油ガス税及び石油石炭税をいいます。

3　税　率

　消費税の税率は、平成26年4月1日現在、8％です。これは、消費税6.3％と地方消費税（消費税額を課税標準とする）1.7％（消費税額の63分の17）の合計になります。なお、平成27年10月1日以降は、10％（消費税7.8％と地方消費税2.2％（消費税額の78分の22））に引き上げられる予定です。

(参考)

　税率については、消費税導入時から次のとおり、推移しています。
　　平成元年4月1日～平成9年3月31日→3％
　　平成9年4月1日～平成26年3月31日→5％（地方消費税1％を含む）

第7節　仕入税額控除

　消費税額は、課税標準に対する消費税額から、次の３種類の税額を控除することにより計算します。
　① 　仕入れに係る消費税額の控除（仕入税額控除）
　② 　売上げに係る対価の返還等をした場合の消費税額の控除
　③ 　貸倒れに係る消費税額の控除
　このうち、①は前段階税額控除により税の累積を排除するためのもの、②及び③は課税標準に対する消費税額を修正するためのものです。なお、課税標準に対する消費税額から控除することができる上記①の税額を控除対象仕入税額といいます。

1　仕入税額控除の体系

　仕入税額控除は、原則的な計算方法である一般課税と、特例的な計算方法である簡易課税に分かれます。一般課税は、さらに全額控除方式、個別対応方式、一括比例配分方式の３つに分かれます。全額控除方式は、その課税期間の課税売上割合が95％以上であり、かつ、その課税期間の課税売上高が５億円以下である場合に認められる計算方法です。これらの条件に該当しない場合、つまり、その課税期間の課税売上高が95％未満である場合、又はその課税期間の課税売上高が５億円超である場合には、個別対応方式と一括比例配分方式を選択適用することができます。個別対応方式は消費税の本来の計算方法、一括比例配分方式はその簡便法と位置づけることができます。
　簡易課税は、売上げに係る消費税額から直接、仕入れに係る消費税額を算定する計算方法であり、一定の要件を満たす事業者にのみ認められます。
　また、一般課税には、固定資産や棚卸資産に関する税額調整規定があります。簡易課税には、そのような調整規定はありません。

（仕入税額控除）

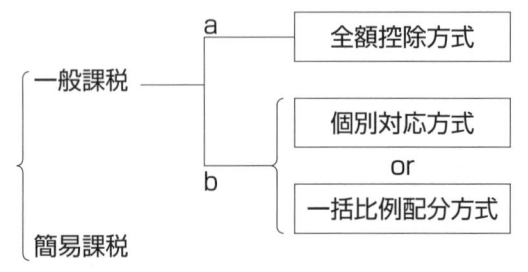

```
            ┌ a ─ 全額控除方式
  ┌ 一般課税 ┤
  │         │      個別対応方式
  │         └ b ┤      or
  │              一括比例配分方式
  └ 簡易課税
```

　　a：課税売上割合95％以上、かつ、課税売上高５億円以下
　　b：課税売上割合95％未満、又は、課税売上高５億円超

2 全額控除方式

その課税期間の課税売上割合が95％以上であり、かつ、その課税期間の課税売上高が5億円以下である場合には、その課税期間に係る課税標準額に対する消費税額からその課税期間中に国内において行った課税仕入れに係る消費税額及びその課税期間における保税地域からの引取りに係る課税貨物につき課された又は課されるべき消費税額の合計額を控除します。これを全額控除方式といいます。

ここでその課税期間における課税売上高とは、その課税期間中に国内において行った課税資産の譲渡等の税抜対価の合計額から、その課税期間における売上げに係る税抜対価の返還等の金額の合計額を控除した残額として計算します。その課税期間が1年未満の場合には、その残額をその課税期間の月数（暦に従って計算し、1月に満たない端数を生じたときは、これを1月とする）で除し、これに12を乗じて計算します。

また、その課税期間中に国内において行った課税仕入れに係る消費税額は、その課税期間中に国内において行った課税仕入れに係る支払対価の額に108分の6.3を乗じて算定します。

全額控除方式の算式及び図解を示すと下記のとおりになります。この図で、長方形全体が、その課税期間中に国内において行った課税仕入れに係る消費税額とその課税期間における保税地域からの引取りに係る課税貨物につき課された又は課されるべき消費税額の合計額を表します。そして、全額控除方式ですので、長方形全体が、その課税期間に係る課税標準額に対する消費税額から控除されることになります。

全額控除方式の場合の控除対象仕入税額

$$= \underbrace{\text{国内において行った課税仕入れに係る消費税額}}_{(=\text{課税仕入れに係る支払対価の額} \times \frac{6.3}{108})} + \text{保税地域からの引取りに係る課税貨物に係る消費税額}$$

（全額控除方式）

```
┌─────────────────────────────────────┐
│                                     │
│   国内において行った課税仕入れに係る消費税額    │
│                                     │
│                 ＋                  │
│                                     │
│        課税貨物に係る消費税額          │
│                                     │
└─────────────────────────────────────┘
```

3　個別対応方式

　その課税期間の課税売上割合が95％未満である場合、又はその課税期間の課税売上高が5億円超である場合には、全額控除方式は採用できず、個別対応方式又は一括比例配分方式のいずれかを選択適用することになります。
　個別対応方式は、下記に掲げる算式により控除対象仕入税額を計算します。

個別対応方式の場合の控除対象仕入税額

$$= \begin{pmatrix} 課税資産の譲渡等のみに要する \\ 課税仕入れ及び課税貨物に係る \\ 課税仕入れ等の税額の合計額 \end{pmatrix} + \begin{pmatrix} 課税資産の譲渡等とその他の資産の \\ 譲渡等に共通して要する課税仕入れ \\ 及び課税貨物に係る課税仕入れ等の \\ 税額の合計額 \end{pmatrix} \times 課税売上割合$$

　個別対応方式は、国内において行った課税仕入れに係る消費税額及び保税地域から引き取った課税貨物に係る消費税額を次の3つに区分することを前提に認められる方法です。
　ア　課税資産の譲渡等のみに要するもの（課税売上対応）
　イ　その他の資産の譲渡等のみに要するもの（非課税売上対応）
　ウ　課税資産の譲渡等とその他の資産の譲渡等に共通して要するもの（共通対応）
　上記3つに区分していない場合には、個別対応方式は採用できず、後述する一括比例配分方式により税額計算を行うことになります。

①　課税資産の譲渡等のみに要するものとは（課税売上対応）

　「課税資産の譲渡等のみに要するもの」とは、課税資産の譲渡等を行うためにのみ必要な課税仕入れ等をいい、例えば、次に掲げるものの課税仕入れ等が該当します。
　ア　そのまま他に譲渡される課税資産
　イ　課税資産の製造用にのみ消費し、又は使用される原材料、容器、包紙、機械及び装置、工具、器具、備品等
　ウ　課税資産に係る倉庫料、運送費、広告宣伝費、支払手数料又は支払加工賃等
　課税資産の譲渡等とは、資産の譲渡等のうち、国内取引で非課税とされるもの以外のものをいいます。したがって、国内取引で課税とされるものはもちろん、国外で行う資産の譲渡等も課税資産の譲渡等に含まれます。国外で行う資産の譲渡等には、非課税という考え方がない点に注意が必要です。
　例えば、国内で土地を売却すればその取引は非課税取引に該当しますが、国外で土地を売却しても非課税取引には該当しません。もちろん、国外で行う資産の譲渡等が課税資産の譲渡等に該当するとはいっても、消費税は国内取引に対して課されますので、国外取引に対して消費税が課されることはありません。
　ただし、国外で土地を売却した場合に、その取引に係る契約書の作成を国内の弁護士に依頼した場合の弁護士費用は課税資産の譲渡等のみに要する課税仕入れに該当します。

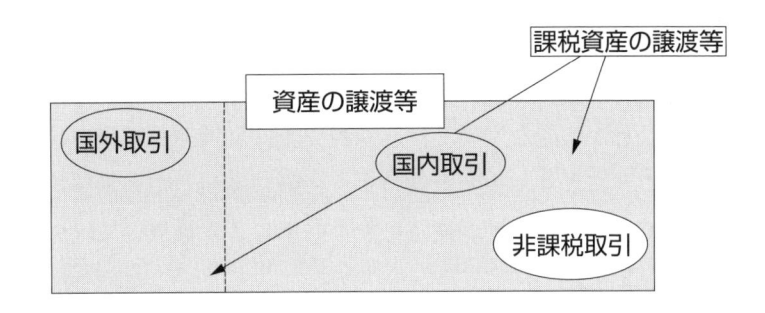

```
         ┌─────────────── 課税資産の譲渡等
         │    資産の譲渡等
  ┌──────┴──────┬─────────────────┐
  │             │                 │
  │ 国外取引    │  国内取引 ──────┤
  │             │                 │
  │             │        非課税取引
  └─────────────┴─────────────────┘
```

なお、課税仕入れ等を行った課税期間においてその課税仕入れ等に対応する課税資産の譲渡等があったかどうかは関係ありません。例えば、当期に商品の仕入れ（課税仕入れ）があったものの、当期中にはその商品は売れなかった場合、当期に課税資産の譲渡等はありませんが、商品仕入れに係る消費税額は、課税資産の譲渡等のみに要するものとして、当期に仕入税額控除を行います。

② その他の資産の譲渡等のみに要するものとは（非課税売上対応）

「その他の資産の譲渡等のみに要するもの」とは、国内において行われる資産の譲渡等のうち非課税となる資産の譲渡等を行うためにのみ必要な課税仕入れ等をいい、例えば、次に掲げるものの課税仕入れ等が該当します。

　ア　販売用の土地の取得に係る仲介手数料
　イ　土地の譲渡に係る仲介手数料
　ウ　有価証券の売買手数料
　エ　住宅の賃貸に係る仲介手数料

③ 課税資産の譲渡等とその他の資産の譲渡等に共通して要するものとは（共通対応）

「課税資産の譲渡等とその他の資産の譲渡等に共通して要するもの」には注意が必要です。条文上は、課税売上げと非課税売上げに共通して要するもののみが該当するように読めますが、実務上は、そうではなく、「課税資産の譲渡等のみに要するもの」「その他の資産の譲渡等のみに要するもの」のいずれにも該当しないものが、「課税資産の譲渡等とその他の資産の譲渡等に共通して要するもの」に該当します。

例えば、課税資産と非課税資産の両方に使用する原材料、土地建物を一括譲渡した場合の仲介手数料、通信費・光熱費・交際費などの一般管理費などが該当します。また、株券の発行に当たって印刷業者へ支払う印刷費、贈与・寄附した課税資産の取得費、損害賠償金を得るための弁護士費用など不課税取引のためのものも共通対応に該当します。

課税資産の譲渡等とその他の資産の譲渡等に共通して要するものに該当する課税仕入れ等であっても、例えば、原材料、包装材料、倉庫料、電力料等のように生産実績その他の合理的な基準により課税資産の譲渡等のみに要するものとその他の資産の譲渡等のみに要

するものとに区分することが可能なものについてその合理的な基準により区分して個別対応方式を適用することも認められます。

ここで区分することが可能なものとは、課税売上げ又は非課税売上げと明確かつ直接的な対応関係があることにより、生産実績のように既に実現している事象の数値のみによって算定される割合で、その合理性が検証可能な基準により機械的に区分することが可能な課税仕入れ等をいいます。

例えば、土地と建物を一括して譲渡し、仲介手数料を支払った場合には、この仲介手数料は、課税資産の譲渡等とその他の資産の譲渡等に共通して要するものに該当します。この場合、譲渡代金を土地の部分と建物の部分とに合理的に区分していれば、その譲渡代金の割合で課税資産の譲渡等にのみ要するものとその他の資産の譲渡等にのみ要するものとに区分したところにより個別対応方式を適用することができます。

（例）

土地と建物を一括して1億円で譲渡（土地の譲渡代金7,000万円、建物の譲渡代金3,000万円）し、仲介手数料3,304,800円（税込）を支払った場合、この仲介手数料は、原則として、共通対応の課税仕入れ等になります。

一方、土地と建物を一括して譲渡した場合には、その譲渡代金を土地と建物とに合理的に区分することとされています。したがって、土地と建物を一括して譲渡した場合において、その譲渡代金を土地と建物とに合理的に区分していれば、その譲渡代金の割合で仲介手数料を課税売上対応と非課税売上対応に区分したところにより個別対応方式を適用することもできます。

（原則）　仲介手数料3,304,800円…共通対応

（特例）　$3,304,800円 \times \dfrac{7,000万円}{(7,000万円 + 3,000万円)} = 2,313,360円$（非課税対応）

　　　　　$3,304,800円 \times \dfrac{3,000万円}{(7,000万円 + 3,000万円)} = 991,440円$（課税対応）

④　個別対応方式の考え方

個別対応方式は、このように課税仕入れ等に係る消費税額を3つに区分した上で、その区分ごとに仕入税額控除の方法が次のとおり決められています。

　①　課税資産の譲渡等のみに要するもの（課税売上対応）→全額控除
　②　その他の資産の譲渡等のみに要するもの（非課税売上対応）→控除不可
　③　課税資産の譲渡等とその他の資産の譲渡等に共通して要するもの（共通対応）
　　→課税売上割合で按分

課税売上対応課税仕入れについては、課税標準額に対する消費税額からその全額を控除

することができます。

　非課税売上げは消費税が課されていないので、非課税売上対応課税仕入れについては、実際に消費税額を支払っていますが、これを仕入税額控除として課税標準額に対する消費税額から控除することは認められません。個別対応方式は、この点を理解することが重要です。

　共通対応課税仕入れについては、課税資産の譲渡等に対応する部分は控除可、その他の資産の譲渡等に対応する部分は控除不可となりますが、これを按分する基準として、次に説明する課税売上割合を使用することが原則とされます。

⑤　課税売上割合

　課税売上割合は、次の算式により算定します。

課税売上割合

$$= \frac{\text{その課税期間中に国内において行った課税資産の譲渡等の対価の額}}{\text{その課税期間中に国内において行った資産の譲渡等の対価の額}}$$

$$= \frac{\text{課税売上高 ＋ 免税売上高}}{\text{課税売上高 ＋ 免税売上高 ＋ 非課税売上高}}$$

（注１）課税売上高は税抜対価で計算
（注２）分母、分子ともに対価の返還等の金額を控除
（注３）貸倒れについては、貸倒れとなった金額は控除せず、また貸倒れを回収した金額は含めない。
（注４）分母の非課税売上高のうち、有価証券又は金銭債権の譲渡を行った場合には、譲渡対価の額の５％相当額を算入する（合資会社、合名会社、合同会社、協同組合等の持分の譲渡を行った場合には、譲渡対価の全額を算入する）。
（注５）非課税資産の輸出及び国外への資産の輸出は課税資産の譲渡等とみなす。
　　　　非課税資産の輸出とは、非課税資産の譲渡等のうち輸出取引等に該当するもので、このような取引が行われた場合には、その譲渡対価の額を課税売上高として課税売上割合を算定します。身体障害者用物品の輸出、非居住者からの貸付金利息などが該当します。この規定を適用するには、非課税資産の譲渡等が輸出取引等に該当することにつき一定の証明がされることが必要です。
　　　　また、国外における資産の譲渡等又は自己の使用のため、資産が輸出された場合には、本船甲板渡し価格（ＦＯＢ価格）（輸送船等に積み込むまでにかかったすべての費用の合計額）を課税売上高として課税売上割合を算定します。国外支店への棚卸資産の輸出、国外で使用する備品の輸出などが該当します。この規定を適用するには、資産が輸出されたことにつき一定の証明がされることが必要です。
　　　　なお、これらの規定は、課税売上割合の算定上、考慮するものであり、課税標準額の算定には関係させません。また、有価証券、支払手段、金銭債権の輸出は対象外です。

　課税売上割合は、上記算式にあるとおり、課税売上げ・非課税売上げの合計に占める課

税売上げの割合です。個別対応方式では、共通対応分の課税仕入れ等に係る消費税額をこの課税売上割合で按分し、課税売上対応分を仕入税額控除の対象とします。

個別対応方式では、このように課税仕入れ等を課税売上対応、非課税売上対応、共通対応の3種類に区分することが必要です。したがって、例えば、課税売上対応のみを区分し、それ以外のものをすべて共通対応とすることは認められません。

また、この区分は、原則として、課税仕入れを行った日又は課税貨物を引き取った日の状況により行うことになりますが、課税仕入れを行った日又は課税貨物を引き取った日において、その区分が明らかにされていない場合で、その日の属する課税期間の末日までに、その区分が明らかにされたときは、その明らかにされた区分によって計算することができます。

個別対応方式を図解すると下記のとおりになります。

（個別対応方式）

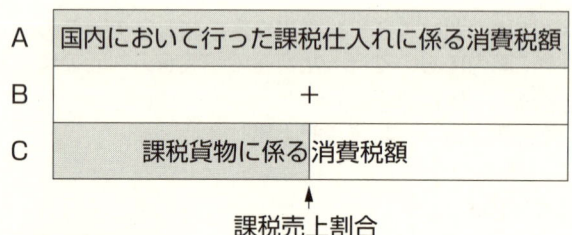

A	国内において行った課税仕入れに係る消費税額
B	＋
C	課税貨物に係る消費税額

↑
課税売上割合

A：課税売上対応
B：非課税売上対応
C：共通対応

この図で、長方形全体が、その課税期間中に国内において行った課税仕入れに係る消費税額とその課税期間における保税地域からの引取りに係る課税貨物につき課された又は課されるべき消費税額の合計額を表します。そして、個別対応方式ですので、課税売上対応（A）についてはその全体、共通対応（C）については課税売上割合で按分された部分が、それぞれその課税期間に係る課税標準額に対する消費税額から控除されることになります。非課税売上対応（B）については、その全体が控除できません。

⑥ 課税売上割合に準ずる割合

このように個別対応方式では、共通対応部分について課税売上割合で按分し控除額を計算します。しかし、課税売上割合は、その課税期間の課税売上高の金額や非課税売上高の金額に影響を受けます。そこで、課税仕入れ等の性格に応じ、課税売上げとの対応関係をより合理的に反映している割合を採用することも認められています。これを課税売上割合に準ずる割合といいます。

課税売上割合に準ずる割合を採用するには、次の要件を満たす必要があります。

ア　その割合がその事業者の営む事業の種類又はその事業に係る販売費、一般管理費そ

の他の費用の種類に応じ合理的に算定されるものであること
　イ　その割合を用いて計算することにつき、その納税地を所轄する税務署長の承認を受けたものであること

　例えば、使用人の数又は従事日数の割合、消費又は使用する資産の価額、使用数量、使用面積の割合その他課税売上げと非課税売上げに共通して要するものの性質に応ずる合理的な基準により算出した割合が該当します。合理的に算定される割合であるかどうかは、共通対応課税仕入れの性質に応じて、事業の実態に応じた合理的な配分基準といえるかどうかにより判定されます。

　課税売上割合に準ずる割合は、事業者が行う事業の全部について同一の割合を適用する必要はなく、例えば、次の方法によることもできます。
　ア　その事業者の営む事業の種類の異なるごとにそれぞれ異なる課税売上割合に準ずる割合を適用する方法
　イ　その事業者の事業に係る販売費、一般管理費その他の費用の種類の異なるごとにそれぞれ異なる課税売上割合に準ずる割合を適用する方法
　ウ　その事業者の事業に係る事業上の単位ごとにそれぞれ異なる課税売上割合に準ずる割合を適用する方法

　課税売上割合に準ずる割合は、税務署長の承認を受ける必要がありますので、承認申請書は、余裕をもって提出することが望ましいといえます。課税売上割合に準ずる割合は、承認を受けた課税期間から適用されます。いったん承認を受けた後は、課税売上割合に準ずる割合を適用して計算しなければなりません。課税売上割合と課税売上割合に準ずる割合のいずれか有利な計算方法を適用できるわけではないので注意が必要です。

　また、その課税期間における課税売上高が5億円以下である場合に、課税売上割合が95％以上であるかどうかの判定は、課税売上割合に準ずる割合につき税務署長の承認を受けているかどうかにかかわらず、課税売上割合によって判定することになります。さらに、課税売上割合に準ずる割合は、後述する、一括比例配分方式には適用できません。

　課税売上割合に準ずる割合の適用を止める場合には、不適用届出書を提出する必要があります。この場合には、不適用届出書を提出した課税期間からその適用があります。

　たまたま土地の譲渡があった場合については、国税庁の質疑応答事例により次のような取扱いが認められています。すなわち、土地の譲渡が単発のものであり、かつ、その土地の譲渡がなかったとした場合には、事業の実態に変動がないと認められる場合に限り、次のア又はイの割合のいずれか低い割合により課税売上割合に準ずる割合の承認が与えられます。
　ア　その土地の譲渡があった課税期間の前3年に含まれる課税期間の通算課税売上割合
　イ　その土地の譲渡があった課税期間の前課税期間の課税売上割合

(注1) 土地の譲渡がなかったとした場合に、事業の実態に変動がないと認められる場合とは、事業者の営業の実態に変動がなく、かつ、過去3年間で最も高い課税売上割合と最も低い課税売上割合の差が5％以内である場合とします。
(注2) この課税売上割合に準ずる割合の承認は、たまたま土地の譲渡があった場合に行うものですから、当該課税期間において適用したときは、翌課税期間において不適用届出書を提出する必要があります。なお、提出がない場合には、その承認が取り消されます。

4 一括比例配分方式

　一括比例配分方式は、その課税期間の課税売上割合が95％未満である場合、又はその課税期間の課税売上高が5億円超である場合に採用することができる計算方法です。
　一括比例配分方式は、下記に掲げる算式により控除対象仕入税額を計算します。

$$\text{一括比例配分方式の場合の控除対象仕入税額} = \text{課税仕入れ及び課税貨物に係る課税仕入れ等の税額の合計額} \times \text{課税売上割合}$$

　その課税期間の課税売上割合が95％未満である場合、又はその課税期間の課税売上高が5億円超である場合には、本来、個別対応方式により計算することが、消費税法の趣旨に沿うことになると考えられますが、既に見たとおり、個別対応方式は課税仕入れ等に係る消費税額を売上げとの対応関係で3つに区分しなければなりません。これは実務的に煩雑になる場合も予想されます。
　そこで、個別対応方式に代え、一種の簡便法として認められているのが、一括比例配分方式です。一括比例配分方式では、課税仕入れ等に係る消費税額を区分することなく、課税売上割合を乗ずることにより控除対象仕入税額を算定するところに特徴があります。
　一括比例配分方式を採用した場合、その課税期間の初日から同日以後2年を経過する日までの間に開始する各課税期間において継続適用した後の課税期間でなければ、個別対応方式を選択することはできません。個別対応方式から一括比例配分方式への変更はいつでもできますが、一括比例配分方式から個別対応方式への変更はこのように2年間の継続要件があるので留意が必要です。
　なお、一括比例配分方式を採用した課税期間の翌課税期間以後に課税売上高が5億円以下で、かつ、課税売上割合が95％以上となったため全額控除が適用される場合も、一括比例配分方式を継続適用したことになります。
　一括比例配分方式を図解すると、下記のとおりになります。

(一括比例配分方式)

```
┌─────────────────────────────────────┬─────┐
│  国内において行った課税仕入れに係る消費税額  │     │
│              ＋                     │     │
│      課税貨物に係る消費税額           │     │
└─────────────────────────────────────┴─────┘
                        ↑
                    課税売上割合
```

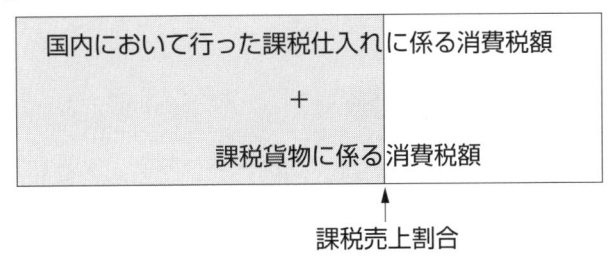

　この図で、長方形全体が、その課税期間中に国内において行った課税仕入れに係る消費税額とその課税期間における保税地域からの引取りに係る課税貨物につき課された又は課されるべき消費税額の合計額を表します。そして、一括比例配分方式ですので、課税仕入れ等に係る消費税額を区分することなく、その全体について課税売上割合で按分された部分が、その課税期間に係る課税標準額に対する消費税から控除されることになります。個別対応方式の場合の課税売上対応、非課税売上対応、共通対応のいずれについても課税売上割合相当分が控除されることになります。

5　仕入れに係る対価の返還等

　事業者が、国内において行った課税仕入れにつき、値引きや返品等の仕入れに係る対価の返還等を受けた場合には、全額控除方式、個別対応方式、一括比例配分方式のいずれを採用している場合であっても、その値引きや返品等に係る消費税額を控除対象仕入税額から控除します。

　仕入れに係る対価の返還等には、仕入返品、仕入値引き、仕入割戻し、仕入割引が該当します。この他にも、例えば、販売促進の目的で販売数量や販売高等に応じて取引先から金銭により支払われる販売奨励金等や、協同組合等が組合員に支払う事業分量配当金のうち販売分量等に応じた部分の金額などが仕入れに係る対価の返還等に該当します。

　消費税法では、仕入れに係る対価の返還等については、対価の返還等を受けた日の属する課税期間の課税仕入れ等の税額の合計額から控除するのが原則です。しかし、実務上の配慮から、課税仕入れ等の金額から返品額、値引額、割戻額を控除する経理処理を継続している場合には、そのような方法も認められます。

　仕入れに係る対価の返還等を受けた金額に係る消費税額の合計額を、その仕入れに係る対価の返還等を受けた日の属する課税期間における課税仕入れ等の税額の合計額から控除して控除しきれない金額があるときは、その控除しきれない金額を課税資産の譲渡等に係る消費税額とみなして課税標準額に対する消費税額に加算します。

　なお、免税事業者であった課税期間において行った課税仕入れについて、課税事業者となった課税期間において仕入れに係る対価の返還等を受けた場合には、その対価の返還等

については、調整されないことに注意が必要です。

6　輸入に係る仕入税額控除

　消費税の仕入税額控除の対象となるのは、国内において行った課税仕入れのほか、保税地域からの課税貨物の引取りがあります。この保税地域から引き取った課税貨物に課された又は課されるべき消費税額について仕入税額控除を受けるべき者は、その貨物を引き取った者（輸入申告を行う者）となります。

　課税貨物の引取りについて控除対象仕入税額の計算の基礎となる消費税額は、その課税貨物につき課された又は課されるべき消費税額です。

　輸入については、輸入申告と納税申告は、原則として、同時に行われます。すなわち、輸入の際、貨物が陸揚げされ、保税地域に搬入されます。そこで、輸入者は、輸入しようとする貨物の品名や課税標準などを税関長に申告します（輸入申告）。輸入貨物には、関税、消費税、地方消費税が課されますが、輸入者が自ら申告納税することにより税額が確定する申告納税方式が採用されています（納税申告）。

　ただし、あらかじめ税関長の承認を受けた場合には、輸入申告と納税申告を分離し、納税申告の前に貨物を引き取ることができる特例輸入申告制度もあります。この場合には、輸入申告を先に行い、輸入の許可を受け貨物を引き取った後に特例申告を行います。

7　帳簿及び請求書等の保存

　仕入税額控除は、事業者がその課税期間の課税仕入れ等について一定の帳簿及び請求書等を保存することによりその適用が認められます。

　ただし、課税仕入れに係る支払対価の額が３万円未満である場合、及び３万円以上であっても、請求書等の交付を受けなかったことにつきやむを得ない理由があるとき（やむを得ない理由及び課税仕入れの相手方の住所又は所在地を帳簿に記載している場合に限る（電車等の旅客運賃、郵便料金等は、相手方の住所の記載は不要））は、請求書等の保存は不要です。３万円未満であるかどうかは、一回の取引の課税仕入れに係る税込の金額で判定します。課税仕入れに係る一商品ごとの税込金額で判定するわけではありません。

　請求書等の交付を受けなかったことにつきやむを得ない理由があるときとは、次のとおりになります。

① 自動販売機を利用した場合
② 入場券、乗車券、搭乗券等のように証明書類が回収されることとなっている場合
③ 課税仕入れを行った者が課税仕入れの相手方に請求書等の交付を請求したが、交付を受けられなかった場合

④ 課税仕入れを行った場合において、その課税仕入れを行った課税期間の末日までにその支払対価の額が確定していない場合(その後支払対価の額が確定した時に請求書等を保存)
⑤ その他、これらに準ずる理由により請求書等の交付を受けられなかった場合

帳簿とは、次に掲げるものをいいます。
① 課税仕入れに係るものである場合…次に掲げる事項が記載されているもの
　ア　課税仕入れの相手方の氏名又は名称
　イ　課税仕入れを行った年月日
　ウ　課税仕入れに係る資産又は役務の内容
　エ　課税仕入れに係る支払対価の額
② 保税地域からの引取りに係るものである場合…次に掲げる事項が記載されているもの
　ア　課税貨物を保税地域から引き取った年月日
　イ　課税貨物の内容
　ウ　課税貨物の引取りに係る消費税額及び地方消費税額又はその合計額

請求書等とは、次に掲げる書類をいいます。
① 事業者に対し課税資産の譲渡等を行う他の事業者が、その課税資産の譲渡等につきその事業者に交付する請求書、納品書そのたこれらに類する書類で次に掲げる事項が記載されているもの
　ア　書類の作成者の氏名又は名称
　イ　課税資産の譲渡等を行った年月日
　ウ　課税資産の譲渡等に係る資産又は役務の内容
　エ　課税資産の譲渡等の対価の額(税込対価)
　オ　書類の交付を受ける事業者の氏名又は名称(小売業、飲食店業等の場合は記載不要)
② 事業者がその行った課税仕入れにつき作成する仕入明細書、仕入計算書その他これらに類する書類で次に掲げる事項が記載されているもの(相手方の確認を受けたものに限る)
　ア　書類の作成者の氏名又は名称
　イ　課税仕入れの相手方の氏名又は名称
　ウ　課税仕入れを行った年月日
　エ　課税仕入れに係る資産又は役務の内容
　オ　課税仕入れに係る支払対価の額(税込対価)

③ 課税貨物を保税地域から引取る事業者が交付を受ける輸入許可書等で次に掲げる事項が記載されているもの
　ア　保税地域の所在地を所轄する税関長
　イ　課税貨物を保税地域から引き取ることができることとなった年月日
　ウ　課税貨物の内容
　エ　課税貨物に係る消費税の課税標準である金額、引取りに係る消費税額及び地方消費税額
　オ　書類の交付を受ける事業者の氏名又は名称

8　簡易課税制度

　今まで述べてきた仕入税額控除の計算は、大変複雑で、特に小規模事業者には大きな事務負担となる可能性があります。そこで、小規模事業者の事務負担に配慮して、仕入税額控除の計算について簡易な方法が認められています。これが簡易課税制度（中小事業者の仕入れに係る消費税額の控除の特例）です。

　簡易課税制度では、控除対象仕入税額を、課税標準額に対する消費税額をもとに算定します。課税標準額に対する消費税額が計算できれば、これにみなし仕入率を適用することにより、納税額を計算することができる点に簡易課税制度の特徴があります。

　既に述べた一般課税の場合は、課税標準額に対する消費税額と控除対象仕入税額は、それぞれ別々に算定します。これに対し、簡易課税制度においては、控除対象仕入税額は課税標準額に対する消費税額をもとに算定するため、一般課税よりは税額計算が簡易になると考えられます。

　また、みなし仕入率は、100％に満たないため、簡易課税制度を適用する場合、原則として、還付はなく、ほとんどの場合、納税になるという特徴があります。

$$控除対象仕入税額 = \frac{課税標準額に対する消費税額（注）}{} \times みなし仕入率$$

（注）売上げに係る対価の返還等に係る消費税額は控除し、貸倒れの回収に係る消費税額は加算します。

(1)　みなし仕入率

　みなし仕入率は、事業の種類に応じて、次のとおり定められています。事業者が行う事業がいずれに該当するかの判定は、原則として、その事業者が行う課税資産の譲渡等ごとに行います。また、第3種事業及び第5種事業の範囲は、おおむね日本標準産業分類の大分類に掲げる分類を基礎として判定します。第5種事業とされる、不動産業、運輸通信業及びサービス業とは、日本標準産業分類の大分類に掲げる次の産業をいいます。

　㋐情報通信業、㋑運輸業、郵便業、㋒不動産業、物品賃貸業、㋓学術研究、専門・技術

サービス業、㋔宿泊業、飲食サービス業（飲食サービス業に該当するものを除く）、㋕生活関連サービス業、娯楽業、㋖教育、学習支援業、㋗医療、福祉、㋘複合サービス事業、㋙サービス業（他に分類されないもの）

① 第1種事業…90%

卸売業（他の者から購入した商品をその性質及び形状を変更しないで他の事業者に対して販売する事業）

② 第2種事業…80%

小売業（他の者から購入した商品をその性質及び形状を変更しないで販売する事業で第1種事業以外のもの）

③ 第3種事業…70%

農業、林業、漁業、鉱業、建設業、製造業（製造小売業を含む）、電気業、ガス業、熱供給業及び水道業（第1種事業又は第2種事業に該当するもの及び加工賃その他これに類する料金を対価とする役務の提供を行う事業を除く）

④ 第4種事業…60%

第1種事業から第3種事業、及び第5種事業以外の事業（具体的には、飲食店業、金融・保険業などが該当、また、第3種事業から除かれる加工賃その他これに類する料金を対価とする役務の提供を行う事業も第4種事業に該当）

⑤ 第5種事業…50%

不動産業、運輸通信業、サービス業（飲食店業に該当する事業を除く）（第1種事業から第3種事業に該当する事業を除く）

(注) 平成26年度税制改正により、平成27年4月1日以後に開始する課税期間から、金融・保険業は第5種事業（50%）、不動産業は第6種事業（40%）になります。ただし、①平成26年10月1日前に簡易課税制度選択届出書を提出した事業者で、②平成27年4月1日以後に開始する課税期間につき2年間の継続適用を受けるものについては、その届出書を提出した日の属する課税期間の翌課税期間の初日から2年を経過する日の属する課税期間の末日の翌日以後に開始する課税期間について適用されます（経過措置）。

このような経過措置があるため、簡易課税制度選択届出書の提出時期により、改正後のみなし仕入率の適用時期が異なる場合がありますので、留意する必要があります。

（例）不動産業（3月決算）

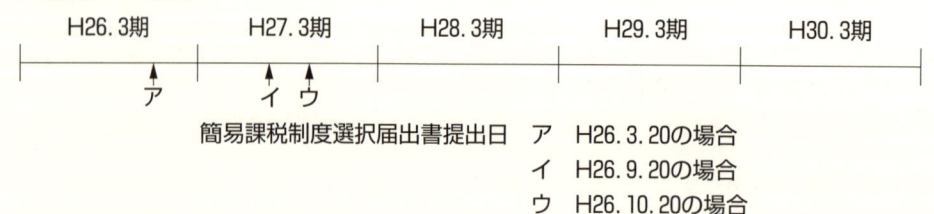

```
    H26.3期    H27.3期    H28.3期    H29.3期    H30.3期
  |----------|----------|----------|----------|----------|
         ↑      ↑↑
         ア    イ ウ
```

簡易課税制度選択届出書提出日　ア　H26.3.20の場合
　　　　　　　　　　　　　　　イ　H26.9.20の場合
　　　　　　　　　　　　　　　ウ　H26.10.20の場合

	ア	イ	ウ
H26.3期	一般	一般	一般
H27.3期	簡易（第5種）	一般	一般
H28.3期	簡易（第5種）（注）	簡易（第5種）（注）	簡易（第6種）
H29.3期	簡易（第6種）	簡易（第5種）（注）	簡易（第6種）
H30.3期	簡易（第6種）	簡易（第6種）	簡易（第6種）

（注）経過措置適用あり

(2) 複数の事業を営む場合のみなし仕入率

　簡易課税の事業区分は、原則として、資産の譲渡等ごと、すなわち取引単位ごとに判定する必要があります。複数の事業を営んでいる場合には、すべての事業に係るみなし仕入率を加重平均して算定します。なお、事業者が課税資産の譲渡等につき、事業の種類ごとの区分をしていない場合は、その事業者が行っている事業のうち、最も低いみなし仕入率が適用されます。

$$\text{みなし仕入率} = \frac{A1 \times 90\% + A2 \times 80\% + A3 \times 70\% + A4 \times 60\% + A5 \times 50\%}{A}$$

> A：その課税期間の課税標準額に対する消費税額（対価の返還等に係る消費税額控除後の残額）
> A1：第1種事業に係る消費税額（対価の返還等に係る消費税額控除後の残額）
> A2：第2種事業に係る消費税額（対価の返還等に係る消費税額控除後の残額）
> A3：第3種事業に係る消費税額（対価の返還等に係る消費税額控除後の残額）
> A4：第4種事業に係る消費税額（対価の返還等に係る消費税額控除後の残額）
> A5：第5種事業に係る消費税額（対価の返還等に係る消費税額控除後の残額）

　複数の事業を営む事業者で、そのうち特定の1つの事業の課税売上高（税抜対価の返還等の金額を控除した残額）が、全体の75％以上である場合には、その事業のみなし仕入率を適用することができます。
　また、複数の事業を営む事業者で、そのうち特定の2つの事業の課税売上高の合計額が、全体の75％以上である場合には、その2つの事業のうちみなし仕入率の高い事業についてはその事業に係るみなし仕入率を適用し、その他の事業については低い方のみなし仕入率

を適用することもできます。

(例)

① 課税売上高3,500万円

　内訳　第1種事業　2,800万円（80％）

　　　　第2種事業　　700万円（20％）

　判定　第1種事業　80％ ≧ 75％

　→全体に第1種事業のみなし仕入率90％を適用することができる

② 課税売上高4,000万円

　内訳　第1種事業1,200万円（30％）

　　　　第3種事業2,000万円（50％）

　　　　第5種事業　800万円（20％）

　判定　第1種事業30％ ＋ 第3種事業50％ ＝ 80％ ≧ 75％

　→第1種事業にはみなし仕入率90％、その他には第3種事業のみなし仕入率70％を適用することができる

(3) 適用要件

簡易課税制度を適用するには、次の2つの要件を満たす必要があります。

① 基準期間における課税売上高が5,000万円以下であること

基準期間における課税売上高については、納税義務者の章を参照してください。

② 簡易課税制度選択届出書を提出すること

簡易課税制度の適用を受けるためには、簡易課税制度選択届出書を納税地の所轄税務署長に提出する必要があります。簡易課税制度選択届出書は、原則として、提出した課税期間の翌課税期間から効力が生じます。したがって、簡易課税制度の適用を受けようとする課税期間の前課税期間中に提出する必要があります。

ただし、その届出書を提出した日の属する課税期間が、事業者が国内において課税資産の譲渡等に係る事業を開始した日の属する課税期間である場合には、簡易課税制度の適用開始時期を、その提出をした日の属する課税期間からとするか、又は提出をした日の属する課税期間の翌課税期間からとするかの選択をすることができます。

また、いったん簡易課税制度選択届出書を提出するとその効力は維持されます。簡易課税制度の適用を止める場合には、簡易課税制度選択不適用届出書を納税地の所轄税務署長に提出する必要があります。簡易課税選択不適用届出書の効力は、提出した課税期間の翌課税期間から生じます。したがって、簡易課税制度の適用を止めようとする課税期間の前課税期間中に提出する必要があります。

ただし、この届出書は、事業を廃止した場合を除き、簡易課税の効力が生じる課税期間の初日から2年を経過する日の属する課税期間の初日以後でなければ提出することができません。つまり、簡易課税制度を選択すると、最低2年間は簡易課税制度を適用しなければならないということです。

　なお、簡易課税制度選択届出書及び簡易課税制度選択不適用届出書は、免税事業者であっても提出することができます。

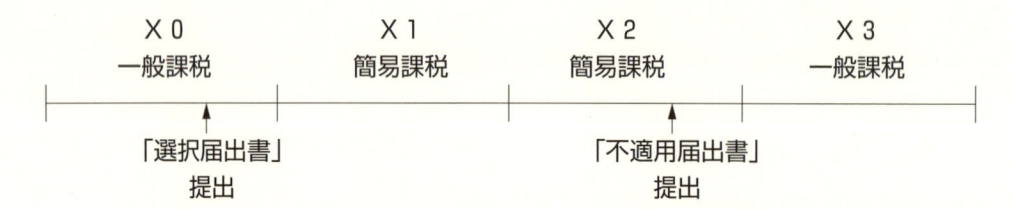

```
     X0          X1          X2          X3
   一般課税      簡易課税      簡易課税      一般課税
   ├──────┼──────┼──────┼──────┤
        ↑                      ↑
     「選択届出書」            「不適用届出書」
        提出                     提出
```

(解説) X0事業年度に簡易課税制度選択届出書を提出しているため、X1事業年度より簡易課税制度の適用があります。したがって、簡易課税制度選択不適用届出書は、X2事業年度以降に提出することができます。仮にX2事業年度に簡易課税不適用届出書を提出すれば、X3事業年度より一般課税となります。

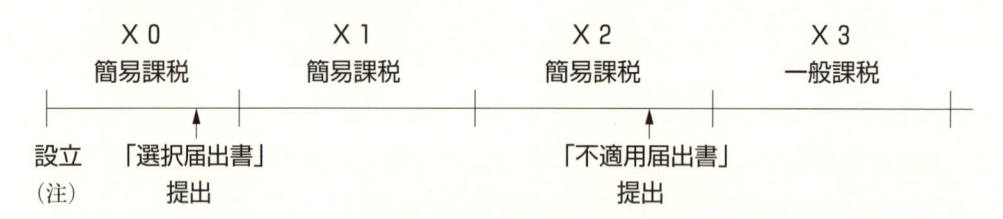

```
     X0          X1          X2          X3
   簡易課税      簡易課税      簡易課税      一般課税
   ├──────┼──────┼──────┼──────┤
  設立    ↑                      ↑
  (注) 「選択届出書」            「不適用届出書」
        提出                     提出
```

(注) 課税資産の譲渡等に係る事業開始、設立事業年度より納税義務あり、設立事業年度より簡易課税を選択

(解説) X0事業年度に簡易課税制度選択届出書を提出していますが、X0事業年度は課税資産の譲渡等に係る事業を開始した事業年度であるため、納税者はX0事業年度から簡易課税制度を適用するか、あるいはX1事業年度から簡易課税制度を適用するかの選択をすることができます。設例では、X0事業年度から簡易課税制度を適用しています。したがって、簡易課税制度選択不適用届出書はX2事業年度以降に提出することができます。仮にX2事業年度に簡易課税不適用届出書を提出すればX3事業年度より一般課税となります。

9　売上げに係る対価の返還等をした場合の消費税額の控除

　事業者が、国内において行った課税資産の譲渡等につき、返品を受け、又は値引き若しくは割戻しをしたことにより、その課税資産の譲渡等の対価の額につき売上げに係る対価の返還等をした場合には、その売上げに係る対価の返還等をした日の属する課税期間の課

税標準額に対する消費税額からその課税期間において行った売上げに係る対価の返還等の金額に係る消費税額の合計額を控除します。なお、課税標準額に対する消費税額から控除して、控除しきれない金額がある場合には、還付されます。

このように、課税資産の譲渡等について、返品や値引きをした場合には、その課税期間の売上げに係る消費税額から、返品や値引き等に係る消費税額を控除します。これは、売上げに係る消費税額（課税標準額に対する消費税額）は、値引き・返品考慮前の総売上高に基づき計算し、値引き・返品等があれば、別途、これらに係る消費税額を課税標準額に対する消費税額から控除することを意味します。つまり、課税資産の譲渡等を行った後、値引き・返品等があれば、課税標準額を調整するのではなく、課税標準額に対する消費税額を修正することになります。

しかし、値引き・返品等については、一般的に、その課税期間中の総売上高からこれらの金額を控除し、その控除後の金額（純売上高）を課税資産の譲渡等に係る対価の額とする経理処理が行われていることから、継続要件を前提にこのような処理も認められます。これは、課税標準額に対する税額を調整するのではなく、課税標準額を修正する方法です。

総売上高	20,000	（消費税額1,260）
値引き・返品等	△1,000	（消費税額　63）
純売上高	19,000	（消費税額1,197）

（原則）　課税標準額　　　　　　　　　　　　　20,000
　　　　　課税標準額に対する消費税額　　　　　 1,260
　　　　　売上対価の返還等に係る消費税額　　　　　63
　　　　　差引消費税額　　　　　　　　　　　　 1,197
（例外）　課税標準額　　　　　　　　　　　　　19,000
　　　　　課税標準額に対する消費税額　　　　　 1,197
　　　　　売上対価の返還等に係る消費税額　　　　 ―
　　　　　差引消費税額　　　　　　　　　　　　 1,197

売上げに係る対価の返還等には、売上返品、売上値引き、売上割戻し、売上割引が該当します。この他にも、例えば、販売促進の目的で販売数量や販売高等に応じて取引先に金銭を支払う販売奨励金等や、協同組合等が組合員に支払う事業分量配当金のうち販売分量等に応じた部分の金額などが売上げに係る対価の返還等に該当します。

ただし、課税資産の譲渡等を行ったときに免税事業者であった場合には、その後、課税事業者となったときに値引き・返品等があったとしても、税額控除はできません。これとは逆に、課税資産の譲渡等を行ったときに課税事業者であったとしても、その後、免税事

業者となったときに値引き・返品等が行われた場合にも、税額控除はできません。また、輸出免税に該当する売上げに係る値引き・返品等についても、税額控除は認められません。

売上げに係る対価の返還等について税額控除を行うためには、事業者が売上げに係る対価の返還等をした金額の明細を記録した帳簿を保存する必要があります。具体的には、次に掲げる事項が記載された帳簿の保存が必要です。なお、小売業、飲食店業等の場合は、アは記載不要です。

　ア　売上げに係る対価の返還等を受けた者の氏名又は名称
　イ　売上げに係る対価の返還等を行った年月日
　ウ　売上げに係る対価の返還等の内容
　エ　売上げに係る対価の返還等をした金額

10　貸倒れに係る消費税額の控除

事業者が、国内において課税資産の譲渡等を行った場合において、その課税資産の譲渡等の相手方に対する売掛金その他の債権につき貸倒れが生じたため、その課税資産の譲渡等の税込対価の全部又は一部の領収をすることができなくなったときは、その領収をすることができないこととなった日の属する課税期間の課税標準額に対する消費税額から、その領収することができなくなった課税資産の譲渡等の税込価額に係る消費税額を控除します。なお、課税標準額に対する消費税額から控除して、控除しきれない金額がある場合には、還付されます。

貸倒れの範囲は、以下のとおりです。

①　法律上の貸倒れ

　ア　更生計画認可の決定により債権の切捨てがあったこと
　イ　再生計画認可の決定により債権の切捨てがあったこと
　ウ　特別清算に係る協定の認可の決定により債権の切捨てがあったこと
　エ　関係者の協議決定で次に掲げるものにより債権の切捨てがあったこと
　　a　債権者集会の協議決定で合理的な基準により債務者の負債整理を定めているもの
　　b　行政機関又は金融機関その他の第三者のあっせんによる当事者間の協議により締結された契約でその内容がaに準ずるもの
　オ　債務者の債務超過の状態が相当期間継続し、その債務を弁済できないと認められる場合において、その債務者に対し書面により債務の免除を行ったこと

②　事実上の貸倒れ

債権に係る債務者の財産の状況、支払能力等からみてその債務者が債務の全額を弁済で

きないことが明らかであること

③ 形式上の貸倒れ
　債務者について次に掲げる事実が生じた場合において、その債務者に対して有する債権につき、債権額から備忘価額を控除した残額を貸倒れとして経理したこと
　ア　継続的な取引を行っていた債務者につきその資産の状況、支払能力等が悪化したことにより、その債務者との取引を停止した時（最後の弁済期又は最後の弁済の時がその取引を停止した時以後である場合には、これらのうち最も遅い時）以後1年以上経過した場合（その債権について担保物がある場合を除く）
　イ　同一地域の債務者について有するその債権の総額がその取立てのために要する旅費その他の費用に満たない場合において、その債務者に対し支払を督促したにもかかわらず弁済がないとき

　ただし、課税資産の譲渡等を行ったときに免税事業者であった場合には、その後、課税事業者となったときに貸倒れがあったとしても、税額控除はできません。これとは逆に、課税資産の譲渡等を行ったときに課税事業者であったとしても、その後、免税事業者となったときに貸倒れとなった場合にも、税額控除はできません。また、輸出免税に該当する売上げに係る貸倒れについても、税額控除は認められません。

　貸倒れの税額控除の適用を受けた事業者が、その適用を受けた課税資産の譲渡等の税込価額の全部又は一部の領収をしたときは、その領収をした税込価額に係る消費税額を課税資産の譲渡等に係る消費税額とみなして、その領収をした日の属する課税期間の課税標準額に対する消費税額に加算します。

　貸倒れの税額控除の適用を受けるには、その債権につき貸倒れの事実が生じたことを証する書類を保存しておく必要があります。

11　調整対象固定資産に係る調整

① 調整の意義
　消費税の仕入税額控除の計算は、仕入時の状況により行いますが、固定資産については、長期にわたり利用するため、その後の状況次第では、仕入時に行った仕入税額控除の計算を調整する方が適切な場合が生じます。このような観点から、課税売上割合が著しく変動した場合や、調整対象固定資産を課税業務用から非課税業務用へ、又は非課税業務用から課税業務用へ転用した場合に一定の調整を行うこととしています。

② 調整対象固定資産
　調整対象固定資産とは、次に掲げる資産（棚卸資産を除く）で税抜対価の金額が、一の

取引の単位（通常一組又は一式をもって取引の単位とされるものにあっては、一組又は一式とする）につき100万円以上のものをいいます。100万円以上かどうかの判定の基礎となる税抜対価の金額には、その資産の購入のために要する引取運賃、荷役費等又はその資産を事業の用に供するために必要な課税仕入れに係る支払対価の額は含まれません。

　ア　建物及びその附属設備
　イ　構築物（ドック、端、軌道、貯水池等）
　ウ　機械及び装置
　エ　船舶
　オ　航空機
　カ　車両及び運搬具
　キ　工具、器具及び備品
　ク　無形固定資産（鉱業権、漁業権、水利権、特許権、実用新案権、意匠権、商標権、営業権、著作権など）
　ケ　ゴルフ場利用株式等、預託金方式のゴルフ会員権
　コ　生物（牛、馬、果樹等）
　サ　上記に掲げる資産に準ずるもの（課税資産を賃借するために支出する権利金等、書画・骨董など）

③　課税売上割合が著しく変動した場合

次に掲げる要件を満たす場合には、第三年度の課税期間において、控除対象仕入税額の調整を行います。

　ア　仕入時に調整対象固定資産に係る課税仕入れ等の税額について比例配分法(注1)により控除対象仕入税額を算定していること
　イ　第三年度の課税期間(注2)の末日においてその調整対象固定資産を有していること
　ウ　第三年度の課税期間における通算課税売上割合(注3)が仕入れ等の課税期間(注4)における課税売上割合に対して著しく増加していること(注5)又は著しく減少していること(注5)

(注1) 比例配分法とは、全額控除方式、個別対応方式（共通対応分）又は一括比例配分方式をいいます。
(注2) 第三年度の課税期間とは、仕入れ等の課税期間の開始の日から3年を経過する日の属する課税期間をいいます。
(注3) 通算課税売上割合とは、次の算式により計算した割合をいいます。

$$\frac{\text{通算課税期間中に国内において行った課税資産の譲渡等の対価の額の合計額（対価の返還等の金額控除後）}}{\text{通算課税期間中に国内において行った資産の譲渡等の対価の額の合計額（対価の返還等の金額控除後）}}$$

上記算式中、通算課税期間とは、仕入れ等の課税期間から第三年度の課税期間までの各課税

期間をいいます。
(注4) 仕入れ等の課税期間とは、調整対象固定資産の課税仕入れの日又は保税地域からの引取りの日の属する課税期間をいいます。
(注5) 著しく増加していること又は著しく減少していることとは、それぞれ次に該当する場合をいいます。

著しく増加していること…次のいずれにも該当すること

ア $\dfrac{\text{通算課税売上割合} - \text{仕入れ等の課税期間における課税売上割合}}{\text{仕入れ等の課税期間における課税売上割合}} \geqq 50\%$

イ 通算課税売上割合 − 仕入れ等の課税期間における課税売上割合 $\geqq 5\%$

なお、仕入れ時の課税売上割合が0％の場合には、通算課税売上割合が5％以上であれば、著しく増加した場合に該当します。

著しく減少していること…次のいずれにも該当すること

ア $\dfrac{\text{仕入れ等の課税期間における課税売上割合} - \text{通算課税売上割合}}{\text{仕入れ等の課税期間における課税売上割合}} \geqq 50\%$

イ 仕入れ等の課税期間における課税売上割合 − 通算課税売上割合 $\geqq 5\%$

調整方法としては、下記のとおりになります。

著しく増加した場合…次の算式により計算した金額を第三年度の課税期間の仕入れに係る消費税額に加算します。

調整対象基準税額（注） × 通算課税売上割合 − 調整対象基準税額 × 仕入れ等の課税期間における課税売上割合

著しく減少した場合…次の算式により計算した金額を第三年度の課税期間の仕入れに係る消費税額から控除します。なお、第三年度の課税期間の仕入れに係る消費税額から控除して控除しきれない金額があるときは、その控除しきれない金額を課税資産の譲渡等に係る消費税額とみなして第三年度の課税期間の課税標準額に対する消費税額に加算します。

調整対象基準税額（注） × 仕入れ等の課税期間における課税売上割合 − 調整対象基準税額 × 通算課税売上割合

(注) 調整対象基準税額とは、第三年度の課税期間の末日において有する調整対象固定資産（保有調整対象固定資産）の課税仕入れに係る消費税額又は保有調整対象固定資産である課税貨物に係る消費税額をいいます。

課税仕入れ等を行った日の属する課税期間又は第三年度の課税期間において簡易課税を採用している場合には、調整計算を行いません。

④ 転用した場合
　ア　課税業務用から非課税業務用への転用
　　次に掲げる要件を満たす場合には、調整対象固定資産を課税業務用から非課税業務用に転用した課税期間において、控除対象仕入税額の調整を行います。
　　a　仕入時に調整対象固定資産に係る課税仕入れ等の税額について個別対応方式により課税資産の譲渡等にのみ要するものとして控除対象仕入税額を算定していること
　　b　調整対象固定資産を課税仕入れ等の日から3年以内にその他の資産の譲渡等に係る業務の用に供すること
　イ　非課税業務用から課税業務用への転用
　　次に掲げる要件を満たす場合には、調整対象固定資産を非課税業務用から課税業務用に転用した課税期間において、控除対象仕入税額の調整を行います。
　　a　仕入時に調整対象固定資産に係る課税仕入れ等の税額について個別対応方式により非課税資産の譲渡等にのみ要するものとして仕入れに係る消費税額がないこととしていること
　　b　調整対象固定資産を課税仕入れ等の日から3年以内に課税資産の譲渡等に係る業務の用に供すること
　　具体的には、非課税業務用に転用した日又は課税業務用に転用した日が次に掲げる期間のいずれに属するかに応じそれぞれに定める消費税額を転用した課税期間の控除対象仕入税額から控除又は加算します。
　　なお、転用した課税期間の控除対象仕入税額から控除する場合において、控除しきれない金額があるときは、その控除しきれない金額を課税資産の譲渡等に係る消費税額とみなして転用した日の属する課税期間の課税標準額に対する消費税額に加算します。
　　　ア　調整対象固定資産の課税仕入れ等の日から1年を経過する日までの期間
　　　　→調整対象税額（注）に相当する消費税額
　　　イ　調整対象固定資産の課税仕入れ等の日から1年を経過する日の翌日から1年を経過する日までの期間
　　　　→調整対象税額の3分の2に相当する消費税額
　　　ウ　調整対象固定資産の課税仕入れ等の日から2年を経過する日の翌日から1年を経過する日までの期間
　　　　→調整対象税額の3分の1に相当する消費税額
　（注）調整対象固定資産に係る課税仕入れ等の税額

　課税業務用又は非課税業務用から課税非課税共通用に転用した場合、課税非課税共通用から非課税業務用又は課税業務用に転用した場合には、調整計算はありません。ただし、課税業務用又は非課税業務用をいったん課税非課税共通用に転用し、その後非課税業務用

又は課税業務用に転用した場合には、非課税業務用又は課税業務用に転用した時に調整を行います。

また、課税仕入れ等を行った日の属する課税期間又は転用した日の属する課税期間において簡易課税を採用している場合には、調整計算を行いません。

⑤ 調整対象固定資産の仕入れ等と課税事業者選択不適用届出書、簡易課税制度選択届出書

ア 課税事業者を選択した場合

　課税事業者選択届出書を提出すると、その提出日の属する課税期間の翌課税期間（提出日の属する課税期間が事業を開始した日の属する課税期間等である場合には、当該課税期間）の初日から同日以後2年を経過する日の属する課税期間までは、課税事業者が強制適用されますが、当該2年を経過する日までの間に開始した各課税期間（簡易課税の適用を受ける課税期間を除く）中に調整対象固定資産の仕入れ等（注）を行った場合には、事業を廃止した場合を除き、当該調整対象固定資産の仕入れ等の日の属する課税期間の初日から3年を経過する日の属する課税期間の初日以後でなければ、課税事業者選択不適用届出書を提出することができません。

　また、簡易課税制度選択届出書も当該3年を経過する日の属する課税期間の初日以後でなければ、提出することはできません。

　要するに、課税事業者が強制される期間（2年間）に調整対象固定資産を仕入れた場合には、課税事業者の強制期間が3年になり、一定の要件を満たすと、既に述べた、調整対象固定資産に係る調整を受ける場合があります。

(注) 国内において調整対象固定資産の課税仕入れ又は調整対象固定資産に該当する課税貨物の保税地域からの引取りをいいます。

イ 新設法人の場合

　新設法人が、その基準期間がない事業年度に含まれる各課税期間（簡易課税の適用を受ける課税期間を除く）中に調整対象固定資産の仕入れ等を行った場合には、当該調整対象固定資産の仕入れ等の日の属する課税期間から当該課税期間の初日以後3年を経過する日の属する課税期間までの各課税期間については、納税義務は免除されません。

　また、簡易課税制度選択届出書も当該3年を経過する日の属する課税期間の初日以後でなければ、提出することはできません。

　要するに、新設法人が、納税義務が免除されない期間（2年間）に調整対象固定資産を仕入れた場合には、課税事業者の強制期間が3年になり、一定の要件を満たすと、既に述べた調整対象固定資産に係る調整を受ける場合があります。

12　棚卸資産に係る調整

①　調整の意義

　棚卸資産については、仕入時に一括して仕入税額控除を行うため、期首や期末の在庫については、原則として、消費税額の計算には関係させません。しかし、免税事業者であったときに仕入れた商品等を、課税事業者になってから販売した場合には、売上げに対して消費税がかかりますが、仕入れについては免税期間であったため、仕入税額控除ができません。また、課税事業者であったときに仕入れた商品等が期末に在庫として残り、翌期に免税事業者となる場合には、翌期の売上げについて消費税が課されないにもかかわらず、仕入時に仕入税額控除が可能となります。そこで、免税事業者から課税事業者、又は課税事業者から免税事業者になる場合には、棚卸資産について一定の調整を行います。

　なお、棚卸資産とは、商品、製品（副産物及び作業くずを含む）、半製品、仕掛品（半成工事を含む）、主要原材料、補助原材料、消耗品で貯蔵中のもの等をいいます。

②　免税事業者から課税事業者になる場合

　免税事業者が課税事業者になる場合において、課税事業者となった課税期間の初日の前日において、免税期間中に国内において譲り受けた課税仕入れに係る棚卸資産又は当該期間中における保税地域からの引取りに係る課税貨物で棚卸資産に該当するもの（注1）を有しているときは、当該課税仕入れに係る棚卸資産又は当該課税貨物に係る消費税額（注2）を、課税事業者となった課税期間の仕入れに係る消費税額の計算の基礎となる課税仕入れ等の税額とみなします。

　この規定の適用を受けるためには、原則として、棚卸資産又は課税貨物の明細（品名、数量、取得に要した費用の額）を記録した書類を保存する必要があります。

　なお、簡易課税を適用する場合には、この規定の適用はありません。

（注1）これらの棚卸資産を原材料として製作され、又は建設された棚卸資産を含みます。
（注2）次に掲げる資産の区分に応じ、それぞれに定める金額に108分の6.3を乗じて算出した金額をいいます。
　　　ア　国内において譲り受けた課税仕入れに係る棚卸資産
　　　　次に掲げる金額の合計額
　　　　　a　その資産の課税仕入れに係る支払対価の額
　　　　　b　引取運賃、荷役費その他その資産の購入のために要した費用の額
　　　　　c　その資産を消費し、又は販売の用に供するために直接要した費用の額
　　　イ　保税地域からの引取りに係る課税貨物で棚卸資産に該当するもの
　　　　次に掲げる金額の合計額
　　　　　a　その課税貨物に係る消費税の課税標準である金額とその課税貨物の引取りに係る消費税額及び地方消費税額との合計額

b　引取運賃、荷役費その他その課税貨物の保税地域からの引取りのために要した費用の額
　　c　その課税貨物を消費し、又は販売の用に供するために要した費用の額
　ウ　前二号に掲げる棚卸資産を原材料として製作され、又は建設された棚卸資産
　　a　その資産の製作又は建設のために要した原材料費及び経費の額
　　b　その資産を消費し、又は販売の用に供するために直接要した費用の額

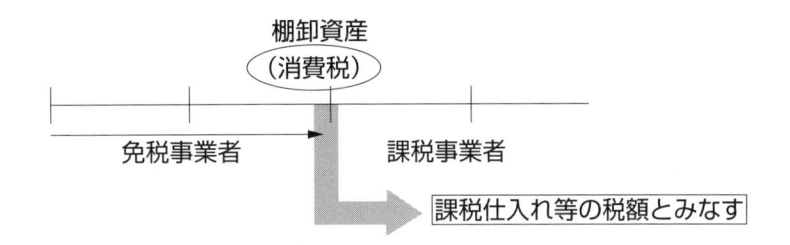

③　課税事業者から免税事業者になる場合

　課税事業者が免税事業者になる場合において、免税事業者となった課税期間の初日の前日において、その前日の属する課税期間中に国内において譲り受けた課税仕入れに係る棚卸資産又は当該課税期間における保税地域からの引取りに係る課税貨物で棚卸資産に該当するものを有しているときは、当該課税仕入れに係る棚卸資産又は当該課税貨物に係る消費税額は、その課税期間の仕入れに係る消費税額の計算の基礎となる課税仕入れ等の税額に含まれません。

　②では連続した免税期間中の課税仕入れ等が対象であったのに対し、③では免税事業者となった課税期間の直前の課税期間中の課税仕入れ等が対象となる点に注意が必要です。

　なお、簡易課税を適用する場合には、この規定の適用はありません。

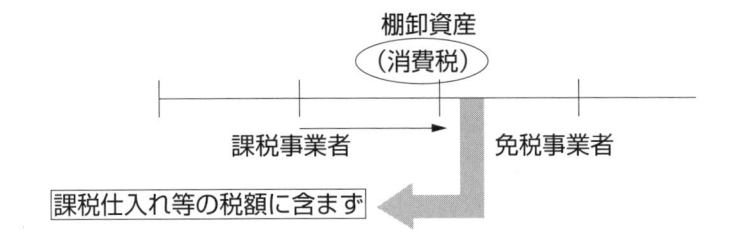

第8節　課税期間、申告・納付、納税地

1　課税期間

① 原　則

　課税期間とは、消費税額の算定の基礎となる期間であり、事業者の区分に応じ、次のとおり定められています。

　個人事業者…1月1日から12月31日

　法人…事業年度

　個人事業者の場合、年の途中で新たに事業を開始した場合、又は事業を廃止した場合であっても、課税期間は1月1日から12月31日となります。

　また、事業年度とは、法人税法に規定されている事業年度をいいます。法人税法上、事業年度とは、法人の財産及び損益の計算の単位となる期間（会計期間）で、法令で定めるもの又は定款、寄附行為、規則、規約その他これらに準ずるものに定めるものをいいます。新たに設立された法人の最初の課税期間の開始の日は、法人の設立の日となりますが、設立の登記により成立する法人にあっては設立の登記をした日、行政官庁の認可又は許可によって成立する法人にあってはその認可又は許可の日をいいます。

　法人が解散等した場合の事業年度は、次の通りです。

　ア　内国法人が事業年度の中途において解散（合併による解散を除く）をした場合

　　その事業年度開始の日から解散の日までの期間

　　解散の日の翌日からその事業年度終了の日までの期間

　イ　法人が事業年度の中途において合併により解散した場合

　　その事業年度開始の日から合併の日の前日までの期間

　ウ　内国法人である公益法人等又は人格のない社団等が事業年度の中途において新たに収益事業を開始した場合

　　その開始した日から同日の属する事業年度終了の日までの期間

　エ　公益法人等が事業年度の中途において普通法人若しくは協同組合等に該当することとなった場合又は普通法人若しくは協同組合等が事業年度の中途において公益法人等に該当することとなった場合

　　その事業年度開始の日からこれらの場合のうちいずれかに該当することとなった日の前日までの期間

　　その該当することとなった日からその事業年度終了の日までの期間

　オ　清算中の法人の残余財産が事業年度の中途において確定した場合

　　その事業年度開始の日から残余財産の確定の日までの期間

カ　清算中の内国法人が事業年度の中途において継続した場合
　　その事業年度開始の日から継続の日の前日までの期間
　　継続の日からその事業年度終了の日までの期間
　なお、株式会社が解散した場合には、解散の日の翌日から1年ごとの期間が事業年度となります。また、法人が会社法その他の法令の規定によりその組織を変更して他の種類の法人となった場合には、組織変更前の法人の解散の登記、組織変更後の法人の設立の登記にかかわらず、その解散又は設立はなかったものとして取り扱います。したがって、その法人の課税期間は、その組織変更によって区分されず継続することになります。

② 特例（課税期間の短縮）
　消費税では、課税期間を3月ごと又は1月ごとに区分することが認められています。これを課税期間の短縮といいます。ここでは法人を前提に説明します。
ア　3月ごとの短縮
　その事業年度が3月を超える法人で、課税期間特例選択・変更届出書を納税地の所轄税務署長に提出することで課税期間を3月ごとに区分することができます。この場合の課税期間は、次のとおりになります。
　　その事業年度をその開始の日以後3月ごとに区分した各期間（最後に3月未満の期間を生じたときは、その3月未満の期間）
　課税期間特例選択・変更届出書の効力は、その提出があった日の属する上記3月ごとの期間の翌期間の初日以後に生じます（注）。この場合、提出日の属する事業年度開始の日から届出の効力の生じた日の前日までの期間が一の課税期間とみなされます。
イ　1月ごとの短縮
　その事業年度が1月を超える法人で、課税期間特例選択・変更届出書を納税地の所轄税務署長に提出することで課税期間を1月ごとに区分することができます。この場合の課税期間は、次のとおりになります。
　　その事業年度をその開始の日以後1月ごとに区分した各期間（最後に1月未満の期間を生じたときは、その1月未満の期間）
　課税期間特例選択・変更届出書の効力は、その提出があった日の属する上記1月ごとの期間の翌期間の初日以後に生じます（注）。この場合、提出日の属する事業年度開始の日から届出の効力の生じた日の前日までの期間が一の課税期間とみなされます。
（注）課税資産の譲渡等に係る事業を開始した期間等である場合には、その提出をした期間から適用されます。

　課税期間の特例の適用を止めたい場合には、課税期間特例選択不適用届出書を提出する必要があります。選択不適用届出書の提出があった場合には、その提出をした日の属する課税期間の末日の翌日以後は、その効力が失われます。ただし、選択不適用届出書は、特

例選択・変更届出書の効力が生ずる日から2年を経過する日の属する期間の初日以後でなければ、提出することができません。

(例) 原則から3月特例に短縮する場合

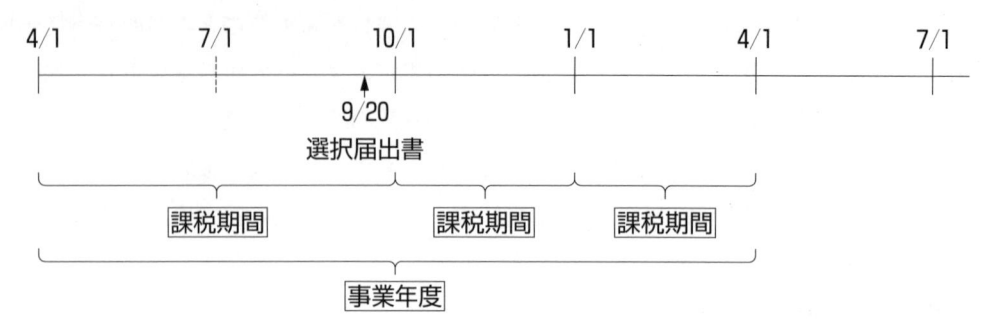

```
4/1      7/1     10/1      1/1       4/1       7/1
 |--------|-------|---------|---------|---------|
                ↑
              9/20
            選択届出書

      [課税期間]   [課税期間]   [課税期間]
      [        事業年度        ]
```

2　申告・納付

① 確定申告

　課税事業者は、原則として、下記の通り、確定申告及び納付が必要です。ただし、課税事業者であっても、国内における課税資産の譲渡等がなく、かつ、差引税額（中間納付額を控除する前の金額）がない課税期間については、提出義務はありません。なお、課税事業者は、提出義務がない場合でも、還付税額がある場合には、確定申告書を提出することができます。

ア　個人事業者

　個人事業者のその年の12月31日の属する課税期間に係る確定申告書の提出期限は、その年の翌年3月31日です。納付についても同様です。

　ただし、課税期間を短縮している場合には、その課税期間の末日の翌日から2月以内に確定申告書を提出する必要があります。

イ　法　人

　法人のその課税期間に係る確定申告書の提出期限は、その課税期間の末日の翌日から2月以内です。納付についても同様です。

　課税期間を短縮している場合も同様です。

　ただし、清算中の法人につき、その残余財産が確定した場合には、その残余財産の確定した日の属する課税期間に係る確定申告書の提出期限は、その課税期間の末日の翌日から1月以内（当該翌日から1月以内に残余財産の最後の分配又は引渡しが行われる場合には、その行われる日の前日まで）となります。

（注1）法人税の確定申告書の提出期限は、原則として、各事業年度終了の日の翌日から2月以内となっていますが、会計監査人の監査を受けなければならないこと等の理由により決算が確定しないため、各事業年度の確定申告書をその提出期限までに提出することができない常況にある

と認められる場合には、申請により、提出期限を1月延長することができます。

しかし、消費税には、このような申告期限の延長制度はありませんので注意が必要です（災害等があった場合を除く）。

（注2）免税事業者は、消費税を納める義務がない半面、還付を受ける権利もないことから、還付のための申告書を提出することはできません。免税事業者が、還付を受けるためには、課税事業者になる必要がありますので注意が必要です。

（注3）確定申告書の提出期限が、土曜日、日曜日、祝日等に当たるときは、これらの日の翌日がその期限となります。

② 中間申告

課税事業者は、原則として、中間申告書を提出し、その申告書に記載された金額を納付しなければなりません。消費税の中間申告は、前課税期間の確定消費税額により、次の通りになります。下記に掲げる金額は、消費税額であり、地方消費税は含まれませんので注意してください。

ア　前課税期間の確定消費税額（6月相当額）≦ 24万

　→中間申告不要（注）

イ　24万円 < 前課税期間の確定消費税額（6月相当額）≦ 200万円

　→中間申告年1回

　→その課税期間開始の日以後6月の期間（6月中間申告対象期間）の末日の翌日から2月以内に中間申告書を提出し、納付する

ウ　100万円 < 前課税期間の確定消費税額（3月相当額）≦ 1,200万円

　→中間申告年3回

　→その課税期間開始の日以後3月ごとに区分した各期間（3月中間申告対象期間）の末日の翌日から2月以内に中間申告書を提出し、納付する

エ　400万円 < 前課税期間の確定消費税額（1月相当額）

　→中間申告年11回

　→その課税期間開始の日以後1月ごとに区分した各期間（1月中間申告対象期間）の末日の翌日から2月以内に中間申告書を提出し、納付する（ただし、課税期間開始の日以後1月の期間である場合には、その課税期間開始の日以後2月を経過した日から2月以内）

6月相当額、3月相当額、1月相当額は、それぞれ次のとおり算定します。

　6月相当額 ＝ 前課税期間の確定消費税額 ÷ 12 × 6

　3月相当額 ＝ 前課税期間の確定消費税額 ÷ 12 × 3

　1月相当額 ＝ 前課税期間の確定消費税額 ÷ 12

（注）この場合でも、中間申告書を提出する旨を記載した届出書を納税地の所轄税務署長に提出した場合には、中間申告書の提出及び納付をすることができます。これを任意の中間申告といいます。

届出書を提出した日以後にその末日が最初に到来する中間申告対象期間から中間申告を行うことになります。

任意の中間申告を止めようとする場合、その旨を記載した届出書を納税地の所轄税務署長に提出します。届出書を提出した日以後にその末日が最初に到来する中間申告対象期間から適用がなくなります。なお、任意の中間申告を行う旨の届出書を提出したにもかかわらず、提出期限までに中間申告書が提出されなかった場合は、任意の中間申告を止める旨の届出書をその中間申告対象期間の末日に提出したものとみなされます。

納付については、上記中間申告の回数に応じ、6月相当額（年1回の場合）、3月相当額（年3回の場合）、1月相当額（年11回の場合）を納める必要があります（予定申告による納付）が、中間申告対象期間を一の課税期間とみなして仮決算を行い納付する方法（仮決算による納付）も認められています。

なお、中間申告書の提出がない場合、予定申告に基づく中間申告書の提出があったものとみなされます。すなわち、仮決算による納付を希望する場合は、提出期限までに仮決算による中間申告書を提出しないと、予定納付による中間申告書の提出があったものとされますので注意が必要です。

また、任意の中間申告を採用している場合であっても、仮決算による中間申告を行うことができます。

3　納税地

納税地とは、納税者の申告、申請、届出、納付その他の行為の相手方となるべき税務官庁を決定する場合の基準となります。

①　個人事業者

個人事業者については、原則として、国内に住所又は居所を有する場合には、その住所地又は居所地、国内に住所や居所を有しない者で、国内にその行う事業に係る事務所、事業所その他これらに準ずるもの（事務所等）がある場合には、その事務所等の所在地（その事務所等が2以上ある場合には、主たるものの所在地）が納税地とされます。

②　法　人

法人については、原則として、内国法人（国内に本店又は主たる事務所を有する法人）である場合には、その本店又は主たる事務所の所在地、外国法人（内国法人以外の法人）で国内に事務所等を有する法人である場合には、その事務所等の所在地（その事務所等が2以上ある場合には、主たるものの所在地）が納税地とされます。

第9節　経理処理

1　税込経理方式と税抜経理方式

　消費税の経理方式には、税込経理方式と税抜経理方式があります。税込経理方式とは、消費税等の額とその消費税等に係る取引の対価の額とを区分しないで経理する方式をいいます。税抜経理方式とは、消費税等の額とその消費税等に係る取引の対価の額とを区分して経理する方式をいいます。前者は、消費税相当額を収益、費用に含めて処理する方法、後者は、消費税相当額を収益、費用から切り離して処理する方法といえます。

　いずれを採用するかは法人の任意とされますが、原則として、法人の選択した方式は、その法人の行うすべての取引について適用されます。ただし、法人が売上げ等の収益に係る取引について税抜経理方式を適用している場合には、固定資産、繰延資産及び棚卸資産（固定資産等）の取得に係る取引又は販売費、一般管理費等（経費等）の支出に係る取引のいずれかの取引について税込経理方式を選択適用できます。また、固定資産等のうち棚卸資産の取得に係る取引については、継続適用を条件として、固定資産及び繰延資産と異なる方式を選択適用できます。

　なお、個々の固定資産等又は個々の経費等ごとに異なる方式を適用することはできません。また、売上等の収益に係る取引につき税込経理方式を適用している場合には、固定資産等の取得に係る取引及び経費等に係る取引については税抜経理方式を適用することはできません。

　税抜経理方式による経理処理は、原則として、取引の都度行いますが、その経理処理を事業年度終了の時において一括して行うことも認められています。

　なお、免税事業者は、税込経理方式しか採用することができません。

売上げ			税込	税抜	税抜				
固定資産等	棚卸資産	税込	税抜	税抜	税込	税抜	税抜	税込	税込
	固定資産 繰延資産					税込	税込	税抜	税抜
経費等					税込	税抜	税込	税抜	税込	税抜

(例)
商品仕入1,080,000（税込）

税込経理方式	税抜経理方式
仕　　入1,080,000／買 掛 金1,080,000	仕　　入1,000,000／買 掛 金1,080,000 仮払消費税　　80,000／

商品売上1,620,000（税込）

税込経理方式	税抜経理方式
売 掛 金1,620,000／売　　上1,620,000	売 掛 金1,620,000／売　　上1,500,000 　　　　　　　　　／仮受消費税　120,000

確定消費税40,000

税込経理方式	税抜経理方式
租税公課　　40,000／未払消費税　40,000	仮受消費税　120,000／仮払消費税　80,000 　　　　　　　　　／未払消費税　40,000

2　控除対象外消費税

　課税売上割合が95％未満である場合や、その課税期間における課税売上高が5億円を超える場合には、全額控除方式は採用できず、個別対応方式又は一括比例配分方式により税額を算定します。その結果、課税仕入れ等の税額の全額を控除することができなくなります。税抜経理方式を採用している場合には、仮払消費税のうち控除できない部分が生じますが、これを控除対象外消費税といいます。税込経理方式を採用している場合には、控除対象外消費税が生ずることはありません。

　控除対象外消費税のうち経費に係るものは、その生じた事業年度の損金の額に算入します。ただし、控除対象外消費税のうち、交際費等に係る部分は交際費等の額に含める必要があります。

　控除対象外消費税のうち資産に係るものは、次に掲げる場合に該当するときは、損金経理要件を前提に、その生じた事業年度の損金の額に算入します。次に掲げる場合に該当しても、損金経理されないときは、後述する繰延消費税として取り扱われます。

　ア　課税売上割合が80％以上である事業年度において生じたもの
　イ　棚卸資産に係るもの
　ウ　一の資産に係る金額が20万円未満である場合

　資産に係る控除対象外消費税のうち、上記によりその生じた事業年度の損金の額に算入される金額以外の部分は、繰延消費税として処理します。

繰延消費税は、その生じた事業年度においては、下記の算式により計算した金額の範囲内で、損金経理した金額を損金の額に算入します。

$$\frac{繰延消費税}{60} \times その事業年度の月数 \times \frac{1}{2}$$

また、繰延消費税は、その生じた事業年度の翌事業年度以降においては、下記の算式により計算した金額の範囲内で、損金経理した金額を損金の額に算入します。

$$\frac{繰延消費税}{60} \times その事業年度の月数$$

なお、資産に係る控除対象外消費税は、資産の取得価額に含めることができます。ただし、この場合には、個々の資産についてその取得価額に含めるか否かの選択は認められていないため、すべての資産について取得価額に含める必要があります。もし、一部の資産についてのみその取得価額に含めた場合には、資産の取得価額から減額し、繰延消費税として処理しなければなりません。

第10節　地方消費税

1　概　要

　地方消費税は、消費税の税率が5％から5％に引き上げられた平成9年4月に導入されました。国税である消費税と同様、国内取引と輸入取引に対して課される都道府県税です。国内取引に課されるものを譲渡割、輸入取引に課されるものを貨物割といいます。

　地方消費税は、消費税額を課税標準とします。税率は、平成9年4月1日から平成26年3月31日までは、100分の25でしたが、平成26年4月1日以降は、63分の17です。また、平成27年10月1日以降は、78分の22に引き上げられる予定です。

2　申告・納付

　地方消費税は、本来、都道府県に申告書を提出し、納税しなければなりませんが、当分の間、消費税と合わせて税務署に申告書を提出し、納税することになっています。国に消費税とともに申告・納付された地方消費税は、納付があった月の翌々月の末日までに都道府県に払い込まれることになっています。このように都道府県に払い込まれた地方消費税は、本来の課税地である最終消費地に税収を帰属させるため、都道府県の間に消費に関連する指標（小売年間販売額、サービス業対個人事業収入額、人口、従業者数）に基づき清算を行っています。この清算後の地方消費税の2分の1相当額は、都道府県内の市町村に人口と従業者数で按分して交付されます。

		H9.4.1〜 H26.3.31	H26.4.1〜 H27.9.30	H27.4.1〜 H27.9.30	H27.10.1〜 H28.3.31	H28.4.1〜
消費税	①	4％	6.3％	6.3％	7.8％	7.8％
うち交付税	②	1.18％	1.40％	1.47％	1.47％	1.52％
地方消費税	③	1％	1.7％	1.7％	2.2％	2.2％
合計	①＋③	5％	8％	8％	10％	10％
うち地方財源	②＋③	2.18％	3.10％	3.17％	3.67％	3.72％

第2章

医療法人のための消費税実務のポイント

第1節　総　論
第2節　医療関連分野に関する消費税の課否判定表
第3節　消費税の課否判定 Q&A
第4節　消費税の特例

第1節　総論

1　医療と消費税を取り巻く問題

(1)　平成26年度税制改正大綱

「医療に係る税制のあり方については、消費税率が10％に引き上げられることが予定される中、医療機関の仕入れ税額の負担及び患者等の負担に十分に配慮し、関係者の負担の公平性、透明性を確保しつつ適切な措置を講ずることができるよう、医療保険制度における手当のあり方の検討等と併せて、医療関係者、保険者等の意見も踏まえ、総合的に検討し、結論を得る。」

　この文章は、平成26年度税制改正大綱からの抜粋です（平成25年12月12日　自由民主党　公明党「第三　検討事項」）。また、これと同じ文章は平成25年度税制改正大綱にも記載され、それ以前においても、社会保険診療等に係る消費税のあり方の検討について、厚生労働省からの税制改正への要望事項として提出され続けてきたという経緯があります。このように、医療を取り巻く消費税のあり方ついては、平成元年の消費税導入当初から今日までの間、常に議論の対象とされ、かつ、現時点でも全ての当事者が納得するような最終的な結論は出ていないのが実情ではないでしょうか。そして、その議論の中心となってきたのが、「医療機関は消費税によって大きな負担を強いられている」という点にあります。いわゆる、医療機関における「損税」の問題ですが、それでは、そもそも医療機関にとってなぜ消費税が「損税」と言われてきたのでしょう。

(2)　医療機関における消費税の基本的構造

　まず、一般的な消費税の流れから説明します（79ページ「【図表3-1】通常の商取引のケース」参照）。

　そもそも消費税は、**第1章**でも述べたように、消費一般に広く負担を求める間接税であって、生産、流通、販売などの各段階で課税され（多段階課税方式）、かつ税の累積を排除するため（各段階で税が二重、三重に課されないようにするため）、前段階での仕入れ等に課される消費税を控除する仕組みを採用しています(前段階税額控除方式)。物品やサービスの価格に織り込まれ、最終的には消費者がその全てを負担することが予定されています。

　すなわち、あくまでも消費税の負担者は消費者のみであり、各段階にいる事業者は、消費税の納税義務者として税務署への申告・納付は行うものの、それはあくまでも次段階の事業者ないし最終負担者である消費者から預かった消費税を申告・納付するという義務を負っているにすぎないということになります。

それでは次に、医療機関等についての消費税の場合はどうなっているのでしょうか（79ページ「【図表3-2】医療機関等のケース①」参照）。ご存知のように、医療機関の収入の大部分を占める社会保険診療報酬は消費税が非課税となっているため、消費税をサービスの消費者である患者から直接受け取ることができません。したがって、【図表3-2】で示したように、収入の全てが社会保険診療報酬等の非課税売上げだったと仮定すると、患者から預った消費税が無い分、税務署への申告・納付の必要はありませんが、医療機関が卸売業者に支払った消費税を控除することもできないため、そのままだと医療機関が消費税の最終負担者ということになり、医療機関の利益を圧迫する形となってしまいます。

ただし、現行制度下においては、診療報酬に医療機関が負担する消費税相当分を上乗せすることによって、この問題の回避を図っています（80ページ「【図表3-3】医療機関等のケース②（現行のケース）」参照）。

すなわち、医療機関が卸売業者等の前段階の事業者に支払った消費税については、「控除対象外消費税」（税込経理の場合は仕入れに含めて処理。**第1章第9節2**参照）として、損金の額に算入され、利益の減少要因となるものの、当該消費税相当分については診療報酬に上乗せし、医療機関の診療報酬を増加させることにより、最終的な利益を圧迫しないような仕組みになっています（下記「【図表1】各ケースにおける利益の比較」参照）。

【図表1】各ケースにおける利益の比較

	【図表3-1】【図表3-4】	【図表3-2】	【図表3-3】
売上げ（診療報酬）	7,500	7,500	7,700
仕入れ	△2,500	△2,500	△2,500
その他経費（※）	△4,000	△4,000	△4,000
控除対象外消費税	0	△200	△200
利益	1,000	800	1,000

（※）便宜的に、その他経費は全て人件費等の消費税が発生しないものと仮定して上表に追加

その結果、医療機関の収入に上乗せされた消費税分については、患者と保険者が最終負担者となり、見えない形で消費税を支払っているということになります。

これは一見、社会保険診療報酬等を非課税としたそもそもの趣旨からすると矛盾しているようにも見えます。平成元年の消費税の導入に当たって日本医師会や健康保険組合連合会（健保連）が当時自民党に要望した内容としても、「医療は決して消費ではない」、「消費は国民の自由意思に基づいて選択されるものだが、医療は国民の生活に不可欠なもので選択の余地はない（病気になったからといって、それだけ負担の余力があるということにはならない）」、「低所得者の人ほど医療の必要性が高い実態からみて、医療に課税するこ

とは低所得者に税負担をかけることになり、不平等を助長する（逆進的な課税になる）」等々、医療に消費税を課税しないことによって、患者や保険者に対して負担が生じないよう主張しています（「昭和63年5月30日　日本医師会の主な見解（於：自民党社会部会への要望）」、「昭和63年6月10日　「新型間接税」の創設に当たってのお願い（健保連）（於：自民党税調への要望）」から抜粋・要約）。

　ただし、現行制度の考え方においては、少なくとも医療機関で付加された財やサービスに対する消費税については、患者や保険者が負担しないような仕組みになっていると言えます。仮に、社会保険診療等、医療に係る消費税を課税としたケースを考えてみましょう（80ページ「【図表3－4】社会保険診療に係る消費税を課税としたケース」参照）。

　このケースでは、医療機関においては【図表3－1】の小売業者と同様、消費税を次段階の患者及び保険者に全て負担させることが出来るようになる半面、患者及び保険者の負担が当然ながら増大する結果となっています。

　これは、仕入れから生じる消費税だけでなく、医療機関等において付加された人件費や利益相当分等の財やサービスから生じる消費税も患者及び保険者に負担させている結果であって、まさに「医療は消費である」という考え方に沿ったものと言え、国や地方の税収は増えることにはなりますが、前述した趣旨とは完全に矛盾したものとなってしまいます。

【図表2】各ケースにおける消費税の実質的な負担の比較（【図表3－1】は除く）

	【図表3－2】	【図表3－3】	【図表3－4】
医療機関等	200	0	0
患者・保険者合計	0	200	600
最終負担者	医療機関等	患者・保険者	患者・保険者

　したがって、【図表3－3】のように診療報酬への手当てが「適切に」なされている限り、医療を消費とは捉えず、あくまでも患者及び保険者に最終的に負担させるのは医療機関の仕入れに係る消費税についてのみ、という現行制度の考え方には、一定の合理性があると考えられます。

消費税の負担と納付のイメージ（税率8％）

【図表3−1】通常の商取引のケース
（「医療機関等における消費税負担に関する分科会」資料に基づき執筆者編集（以下、【図表3-4】まで同様））

製造業者 = 納税義務者
- 売上　　2,500
- 消費税①　200

納付税額　A ＝ ①　200

→ 税務署への申告・納付

小売業者 = 納税義務者
- 売上　　7,500
- 消費税②　600
- 仕入　　2,500
- 消費税①　200

納付税額　B ＝ ②−①　400
（仕入税額控除）

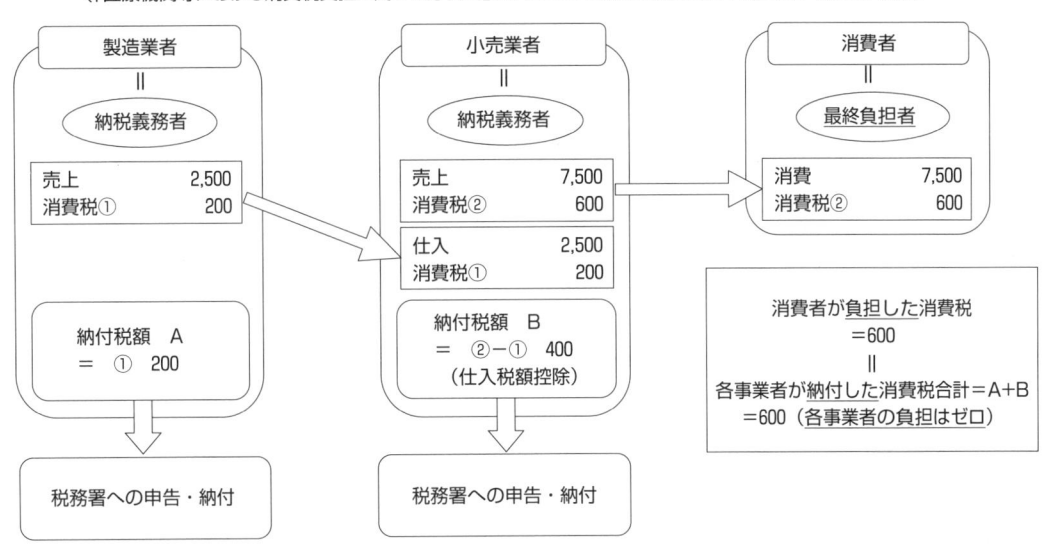

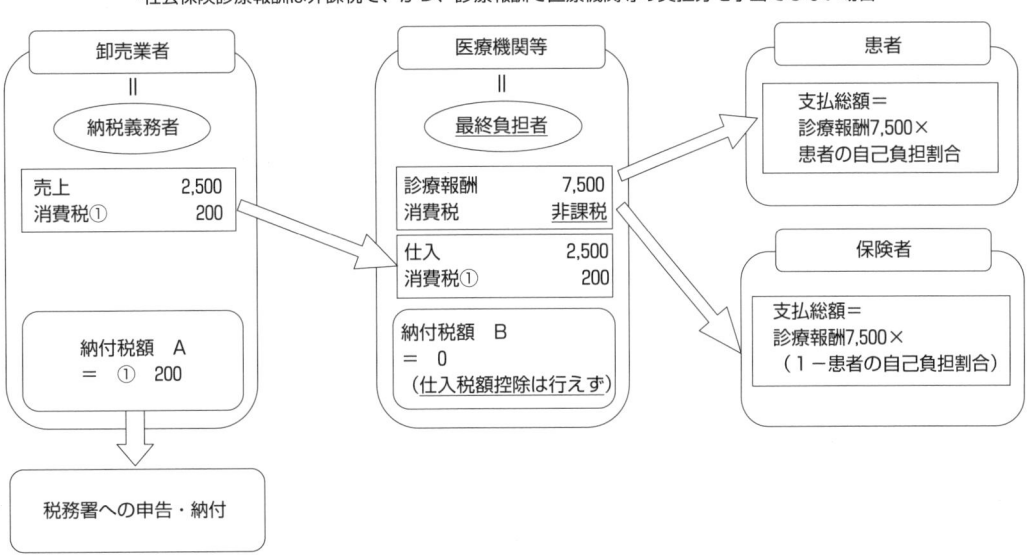

→ 税務署への申告・納付

消費者 = 最終負担者
- 消費　　7,500
- 消費税②　600

消費者が負担した消費税 ＝600
‖
各事業者が納付した消費税合計＝A+B ＝600（各事業者の負担はゼロ）

【図表3−2】医療機関等のケース①
→社会保険診療報酬は非課税で、かつ、診療報酬で医療機関等の負担分を手当てしない場合

卸売業者 = 納税義務者
- 売上　　2,500
- 消費税①　200

納付税額　A ＝ ①　200

→ 税務署への申告・納付

医療機関等 = 最終負担者
- 診療報酬　7,500
- 消費税　　非課税
- 仕入　　　2,500
- 消費税①　　200

納付税額　B ＝ 0
（仕入税額控除は行えず）

患者
支払総額＝ 診療報酬7,500× 患者の自己負担割合

保険者
支払総額＝ 診療報酬7,500× （1−患者の自己負担割合）

【図表3－3】医療機関等のケース②（現行のケース）

→社会保険診療報酬は非課税で、かつ、診療報酬で医療機関等の負担分を手当てしている場合

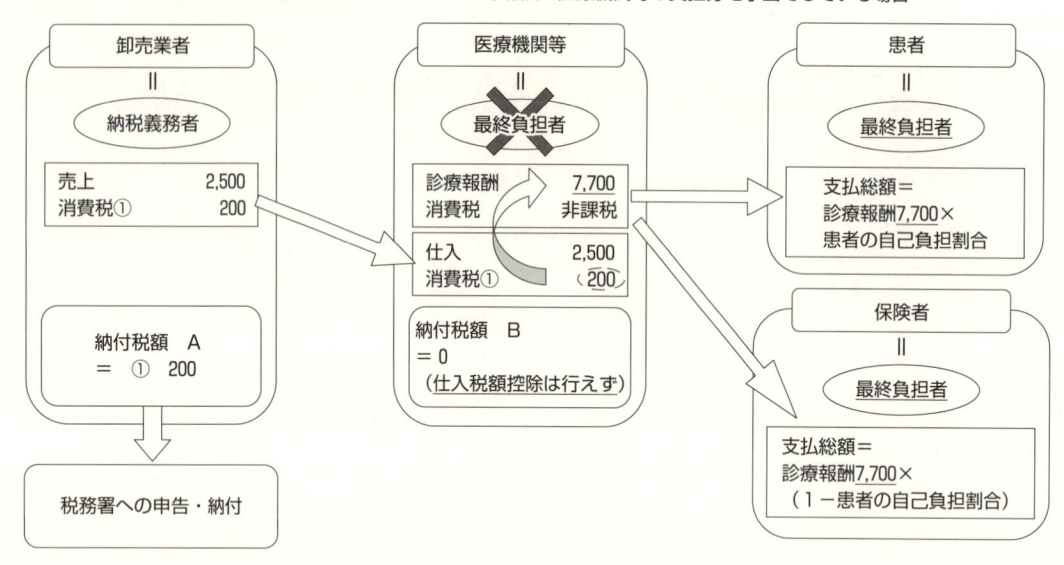

卸売業者 ＝ 納税義務者
- 売上 2,500
- 消費税① 200
- 納付税額 A ＝ ① 200
- → 税務署への申告・納付

医療機関等 ＝ 最終負担者（×）
- 診療報酬 7,700
- 消費税 非課税
- 仕入 2,500
- 消費税① (200)
- 納付税額 B ＝ 0
- （仕入税額控除は行えず）

患者 ＝ 最終負担者
- 支払総額＝
- 診療報酬7,700×
- 患者の自己負担割合

保険者 ＝ 最終負担者
- 支払総額＝
- 診療報酬7,700×
- （1－患者の自己負担割合）

【図表3－4】社会保険診療に係る消費税を課税としたケース

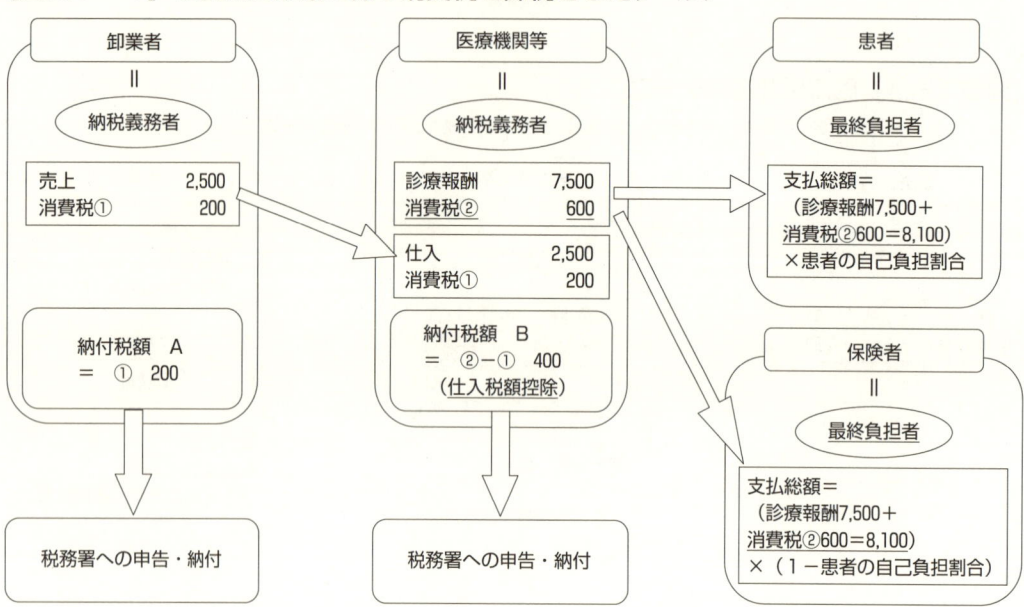

卸業者 ＝ 納税義務者
- 売上 2,500
- 消費税① 200
- 納付税額 A ＝ ① 200
- → 税務署への申告・納付

医療機関等 ＝ 納税義務者
- 診療報酬 7,500
- 消費税② 600
- 仕入 2,500
- 消費税① 200
- 納付税額 B ＝ ②－① 400
- （仕入税額控除）
- → 税務署への申告・納付

患者 ＝ 最終負担者
- 支払総額＝
- （診療報酬7,500＋
- 消費税②600＝8,100)
- ×患者の自己負担割合

保険者 ＝ 最終負担者
- 支払総額＝
- （診療報酬7,500＋
- 消費税②600＝8,100)
- ×（1－患者の自己負担割合）

(3) 「損税」としての消費税が生じる理由

上述したように、医療機関が支払った消費税相当分が、「適切に」診療報酬に転嫁されていれば、医療機関が消費税で不当な負担を強いられるということもなくなり、「損税」と言われるような状況が生まれることはなかったはずです。

しかし、逆に言うと、この「適切な」転嫁が出来なかった場合にはそこに歪みが生じるということになります。過度に転嫁すると最終負担者である患者や保険者への負担が増大することになりますし、また、転嫁が不十分となると、医療機関の負担が増大することになってしまいます。

当然ですが、消費税率が上昇すれば上昇する程、この歪みは大きくなります。

ここで、平成元年の消費税導入時、及び平成9年の消費税引上げ時の消費税の上乗せ分は以下のとおりでした。

【図表4-1】

	平成元年 （0%→3%）	平成9年 （3%→5%）	合　計
診療報酬改定	+0.11%	+0.32%	+0.43%
薬価改定	+0.65%	+0.45%	+1.10%
全体改定率	+0.76%	+0.77%	+1.53%

これまで、消費税が医療機関にとって「損税」と言われてきた一番の理由は、上述してきたように、医療機関の仕入れに係る消費税について仕入税額控除が出来ない（結果として控除対象外消費税が発生する）ということではなく、平成元年及び平成9年において診療報酬等に上乗せされた消費税相当分が低い、すなわち、転嫁が不十分であり、医療機関が不当な負担を強いられていると考えられてきたことにあります（全体で1.53%の転嫁に対し、実際には2%を超える負担が医療機関等に発生していたという指摘もあります）。

ここで再度、平成25年度及び平成26年度の税制改正大綱の文章を見てみます。

「医療に係る税制のあり方については、消費税率が10%に引き上げられることが予定される中、医療機関の仕入れ税額の負担及び患者等の負担に十分に配慮し、関係者の負担の公平性、透明性を確保しつつ適切な措置を講ずることができるよう、医療保険制度における手当のあり方の検討等と併せて、医療関係者、保険者等の意見も踏まえ、総合的に検討し、結論を得る。」

このように、税制改正大綱では、現行の制度には医療機関と患者及び保険者との間での負担の仕方・あり方に問題があり、消費税率が引き上げられるとその問題（歪み）が更に大きくなることが懸念されることから、引上げ時に適切な措置を講ずることができるように検討し、結論を得ると言っていることがわかります。

そのため、平成26年4月からの消費税率の引上げに向けて、各分野でそのための検討の

場が設けられてきました。

その中でも最大のものの一つが、「高額の投資に対する消費税の負担をどうするか」という問題です。すなわち、平成元年及び平成9年の際には、診療報酬等に一律に転嫁したため、例えば診療報酬が同額の医療機関が2つある場合に、建物の老朽化のため建替えを行った医療機関とそうでない医療機関との間で不公平が生じるというものです。建替えを行った医療機関については多額の消費税が発生しているにも関わらず、診療報酬が同じであるということは転嫁される消費税相当分も建替えを行っていない医療機関と同額ということを意味します。したがって、このような医療機関は多額の消費税を負担したままになっているのではないか、という指摘です。また、MRIなどの高額な設備を導入する場合においても、同様のことが指摘されています。

この問題は、「社会保障の安定財源の確保等を図る税制の抜本的な改革を行うための消費税法の一部を改正する等の法律（平成24年8月22日法律第68号）」にも、「医療機関等における高額の投資に係る消費税の負担に関し、新たに一定の基準に該当するものに対し区分して措置を講ずることを検討し、医療機関等の仕入れに係る消費税については、診療報酬等の医療保険制度において手当をすることとし、医療機関等の消費税の負担について、厚生労働省において定期的に検証を行う場を設けることとするとともに、医療に係る消費税の課税の在り方については、引き続き検討する（第7条第1号ト）」と盛り込まれていることからも明らかなように、「損税」を生む大きな原因の一つとして捉えられてきたのです。

(4) 平成26年度診療報酬改定での対応

それでは、平成26年度診療報酬改定では、結果としてどのような対応をすることになったのでしょうか。

結論としては、透明性・公平性の観点から、基本的に基本診療料・調剤基本料へ上乗せすることで対応し、診療報酬とは別建ての高額の投資に対する対応は行わないものとされました。ただし、高額の投資への一定の配慮をするという観点から、「個別項目」への上乗せも組み合わせるということで、今回の決着が図られています。

平成26年度診療報酬改定における全体としての消費税上乗せ分は以下のとおりです。

【図表4-2】

	平成26年 （5%→8%）
診療報酬改定	+0.63%
薬価改定	+0.73%
全体改定率	+1.36%

詳細な説明は割愛しますが、当該改定は医療機関が消費税で不当な負担を強いられているとされてきた従来のものと比べると、医療機関にとっては大幅に改善されたものとなっていると言えます。ただし、まだまだ議論の余地は多々あるものと思われ、将来の更なる税率引上げに向けて、今後も様々な検討・検証がなされるものと考えられます。

2　医療法人における消費税の特徴

　前述してきたように、一般的な医療法人については、その収入のほとんどが社会保険診療報酬等の非課税売上げのため、課税売上割合が低く仕入税額控除を十分に行えない代わりに、消費税相当分が社会保険診療報酬等に転嫁されることによってその損失が補填されている、という点にその大きな特徴があります。

　ただし、実際には全ての収入が非課税売上げというわけではなく、自由診療収入等の課税売上げが発生している医療法人がほとんどであり、【図表3-3】で示したような、消費税の申告・納税義務者としての地位を免れている医療機関は、無床診療所を開設している一人医師医療法人や新設法人等を除いて、基本的にはそれほど無いと考えられます。

　したがって、ほとんどの医療法人においては、消費税の計算・申告・納付が必要であり、適切にこれらを行うためには、後述する「課否判定」(**第2章第2節**参照）が非常に重要なものとなってきます。

　特に、政策的な配慮によって非課税とされているものが多く含まれている医療・介護の分野においては、これらの判定が他の業種と比べて複雑になっていると言えるでしょう。

　また、消費税率の引上げが今後も予定されている以上、無申告や間違った申告による影響も、今後より大きくなっていくことは間違いありません。

　適切な消費税の計算・申告・納付を、期限どおりしっかりと行っていくことこそ、消費税による更なる「損税」を生まないために最も重要なことだと考えられます。

第2節　医療関連分野に関する消費税の課否判定表

法……消費税法、令……消費税法施行令、基通……消費税法基本通達

1　消費税の課否判定表（医療）

内　容	課	非	外	備　考
健康保険法、国民健康保険法、船員保険法、国家公務員共済組合法、地方公務員等共済組合法又は私立学校教職員共済法に基づく下記のもの				法6① 法別表第一第6号 令14 基通6-6-1
・療養の給付及び入院時食事療養費、入院時生活療養費、保険外併用療養費、療養費、家族療養費又は特別療養費の支給に係る療養		○		
・訪問看護療養費又は家族訪問看護療養費の支給に係る指定訪問看護		○		
入院時食事療養に係る入院給食の提供における保険算定額を超える金額に係る部分	○			
予約診療又は時間外診療における保険算定額を超える金額に係る部分	○			
柔道整復師、鍼灸師、マッサージ師の行う保険対象外の施術	○			
国民健康保険料の滞納等で保険証の交付を受けられない者が資格証明書により受ける診療で、国民健康保険法の規定に基づく診療		○		
高齢者の医療の確保に関する法律に基づく下記のもの				
・療養の給付及び入院時食事療養費、入院時生活療養費、保険外併用療養費、療養費又は特別療養費の支給に係る療養		○		
・訪問看護療養費の支給に係る指定訪問看護		○		
健康相談、機能訓練、健康審査、健康教育、訪問指導等に係る報酬	○			
精神保健及び精神障害者福祉に関する法律の規定に基づく医療		○		
生活保護法の規定に基づく医療扶助のための医療の給付及び医療扶助のための金銭給付に係る医療		○		
原子爆弾被爆者に対する援護に関する法律の規定に基づく医療の給付及び医療費又は一般疾病医療費の支給に係る医療		○		
障害者の日常生活及び社会生活を総合的に支援するための法律の規定に基づく自立支援医療費、療養介護医療費又は基準該当療養介護医療費の支給に係る医療		○		
公害健康被害の補償等に関する法律の規定に基づく療養の給付及び療養費の支給に係る療養		○		

内 容	課	非	外	備 考
労働者災害補償保険法の規定に基づく療養の給付及び療養の費用の支給に係る療養		○		
労働者災害補償保険法の規定による社会復帰促進等事業として行われる医療の措置及び医療に要する費用の支給に係る医療		○		
自動車損害賠償保障法の規定による損害賠償額の支払（損害をてん補するための支払を含む。）を受けるべき被害者に対する当該支払に係る療養		○		
・任意保険や自費（加害者の支払）で支払われる場合、自動車損害賠償責任保険の支払を受けて行われる療養		○		
・医療機関が必要と認めたおむつ代、松葉づえの賃借料、付添寝具料、付添賄料等の療養		○		
・自動車事故による療養であることの記録証明がある場合の自由診療		○		
他人から損害賠償額の支払を受ける立場にない、自らの運転による自動車事故の受傷者に対する自由診療として行われる療養	○			
上記事故の同乗者で、運転者などから損害賠償額の支払を受けるべき立場にある者に対する療養		○		
療養を受ける者の希望によって特別病室の提供を行った場合、患者が支払う差額部分（室料差額）	○			
診断書及び医師の意見書等の作成料	○			
戦傷病者特別援護法の規定に基づく療養の給付又は療養費の支給に係る療養及び更生医療の給付又は更生医療に要する費用の支給に係る医療		○		
中国残留邦人等の円滑な帰国の促進並びに永住帰国した中国残留邦人等及び特定配偶者の自立の支援に関する法律の規定に基づく医療支援給付のための医療の給付及び医療支援給付のための金銭給付に係る医療		○		
予防接種法又は新型インフルエンザ予防接種による健康被害の救済に関する特別措置法の規定に基づく医療費の支給に係る医療		○		
美容整形、予防接種、健康診断（人間ドック）、医療相談料	○			自由診療
麻薬及び向精神薬取締法又は感染症の予防及び感染症の患者に対する医療に関する法律の規定に基づく医療		○		
検疫法の規定に基づく入院に係る医療		○		
沖縄の復帰に伴う厚生省関係法令の適用の特別措置等に関する政令の規定に基づく医療費の支給に係る医療		○		
学校保健安全法の規定に基づく医療に要する費用の援助に係る医療		○		

内　容	課否判定 課	課否判定 非	課否判定 外	備　考
学校医、産業医等嘱託医収入（給与所得にならない場合）	○			給与所得の場合は対象外
児童福祉法の規定に基づく療育の給付に係る医療並びに肢体不自由児通所医療費及び障害児入所医療費の支給に係る医療		○		
児童福祉法の規定に基づく事業に係る医療の給付又は医療に要する費用の支給に係る医療		○		
児童福祉法の規定による助産の実施に係る医療		○		
児童福祉法に規定する措置又は指定医療機関への委託措置に係る医療		○		
児童福祉法に規定する一時保護に係る医療		○		
身体障害者福祉法に規定する厚生労働省令で定める施設への入所に係る医療		○		
身体障害者福祉法に規定する指定医療機関への入院に係る医療		○		
心神喪失等の状態で重大な他害行為を行った者の医療及び観察等に関する法律の規定に基づく医療		○		
母子保健法の規定に基づく養育医療の給付又は養育医療に要する費用の支給に係る医療		○		
行旅病人及行旅死亡人取扱法の規定に基づく救護に係る医療		○		
刑事収容施設及び被収容者等の処遇に関する法律に規定する被収容者、被留置者、海上保安被留置者、労役場留置者若しくは監置場留置者に係る医療		○		
少年院法に規定する少年院の在院者（少年鑑別所に収容されている少年を含む。）係る医療		○		
婦人補導院法に規定する婦人補導院の在院者に係る医療		○		
更生保護法の規定に基づく救護に係る医療		○		
更生保護法の規定に基づく更生緊急保護に係る医療		○		
公立学校の学校医、学校歯科医及び学校薬剤師の公務災害補償に関する法律の規定に基づく療養補償に係る療養		○		
国家公務員災害補償法の規定に基づく療養補償に係る療養の給付又は療養の費用の支給に係る療養（①）		○		
国家公務員災害補償法の規定に基づき福祉事業として行われる医療の措置又は医療に要する費用の支給に係る医療（②）		○		
国会議員の歳費、旅費及び手当等に関する法律に規定する補償等に係る療養及び医療で、上記①②に掲げる療養及び医療に相当するもの		○		
国会議員の秘書の給与等に関する法律に規定する補償等に係る療養及び医療で、上記①②に掲げる療養及び医療に相当するもの		○		

第2章 医療法人のための消費税実務のポイント

内　容	課否判定 課	課否判定 非	課否判定 外	備　考
国会職員法に規定する補償等に係る療養及び医療で、上記①②に掲げる療養及び医療に相当するもの		○		
地方公務員災害補償法の規定に基づく療養補償に係る療養の給付又は療養の費用の支給に係る療養		○		
地方公務員災害補償法の規定に基づき福祉事業として行われる医療の措置又は医療に要する費用の支給に係る医療		○		
地方公務員災害補償法の規定に基づき定められた補償の制度に基づく療養及び医療		○		
消防組織法の規定に基づく損害の補償に係る療養の給付又は療養の費用の支給に係る療養及びこれらの規定に基づき福祉事業として行われる医療の措置又は医療に要する費用の支給に係る医療		○		
水防法の規定に基づく損害の補償に係る療養の給付又は療養の費用の支給に係る療養及びこれらの規定に基づき福祉事業として行われる医療の措置又は医療に要する費用の支給に係る医療		○		
消防法の規定に基づく損害の補償に係る療養の給付又は療養の費用の支給に係る療養		○		
水防法の規定に基づく損害の補償に係る療養の給付又は療養の費用の支給に係る療養		○		
災害対策基本法の規定に基づく損害の補償に係る療養の給付又は療養の費用の支給に係る療養		○		
武力攻撃事態等における国民の保護のための措置に関する法律の規定に基づく損害の補償に係る療養の給付又は療養の費用の支給に係る療養		○		
新型インフルエンザ等対策特別措置法の規定に基づく損害の補償に係る療養の費用の支給に係る療養		○		
警察官の職務に協力援助した者の災害給付に関する法律の規定に基づく療養の給付又は療養に要する費用の給付に係る療養		○		
海上保安官に協力援助した者等の災害給付に関する法律の規定に基づく療養の給付又は療養に要する費用の給付に係る療養		○		
証人等の被害についての給付に関する法律の規定に基づく療養の給付又は療養に要する費用の給付に係る療養		○		
石綿による健康被害の救済に関する法律の規定に基づく医療費の支給に係る医療		○		
水俣病被害者の救済及び水俣病問題の解決に関する特別措置法の規定により支給するものとされる療養費の支給に係る療養		○		

内容	課否判定 課	課否判定 非	課否判定 外	備考
医療品又は医療用具の給付で、健康保険法、国民健康保険法等の規定に基づく療養、医療若しくは施設療養又はこれらに類するものとしての資産の譲渡等		○		基通6-6-2
上記の療養等に該当しない医薬品の販売又は医療用具の販売等	○			保険外
身体障害者用物品の譲渡等に該当するもの		○		
助産に係る資産の譲渡等				基通6-8-1
・妊娠しているか否かの検査		○		
・妊娠していることが判明した時以降の検診、入院		○		
・分娩の介助		○		
・出産の日以後2月以内に行われる母体の回復検診		○		
・新生児に係る検診及び入院		○		
・妊娠中の入院については、産婦人科医が必要と認めた入院（妊娠中毒症、切迫流産等）及び他の疾病（骨折等）による入院のうち産婦人科医が共同して管理する間の入院		○		基通6-8-2
・出産後の入院のうち、産婦人科医が必要と認めた入院及び他の疾病による入院のうち産婦人科医が共同して管理するもの（出産の日から1月を限度）		○		
・新生児については、上記の取扱いに準ずる		○		
妊娠中の入院及び出産後の入院（上記に掲げる入院に限るものとし、異常分娩に伴う入院を含む。）における差額ベッド料及び特別給食費並びに大学病院等の初診料		○		基通6-8-3（平12官総8-3により改正）
不妊治療、人工妊娠中絶	○			自由診療
死産、流産		○		保険適用、保険適用外も非課税
初診又は再診に係る特別の料金	○			
がん検診	○			自由診療
インプラント、ホワイトニング、一般的な歯列矯正	○			自由診療
往診先から受け取る車代	○			
難病新法の規定に基づく特定医療費の支給に係る医療※ ※平成27年1月1日施行から適用		○		平成26年度税制改正
児童福祉法の改正に基づく小児慢性特定疾病医療費の支給に係る医療※ ※平成27年1月1日施行から適用		○		平成26年度税制改正

2　消費税の課否判定表（介護）

内　容	課否判定 課	課否判定 非	課否判定 外	備　考
介護保険法の規定に基づく居宅介護サービス費の支給に係る居宅サービス		○		法6① 法別表第一第7号 令14の2 基通6-7-1
介護保険法の規定に基づく施設介護サービス費の支給に係る施設サービス		○		
介護保険法の規定に基づく特例居宅介護サービス費の支給に係る訪問介護等又はこれに相当するサービス		○		
要介護者の選定による交通費を対価とする資産の譲渡等、特別な浴槽水等の提供、送迎、特別な居室の提供、特別な療養室等の提供、特別な食事の提供又は介護その他の日常生活上の便宜に要する費用を対価とする資産の譲渡等	○			
介護保険法の規定に基づく地域密着型介護サービス費の支給に係る地域密着型サービス		○		
介護保険法の規定に基づく特例地域密着型介護サービス費の支給に係る定期巡回・随時対応型訪問介護看護等又はこれに相当するサービス		○		
要介護者の選定による交通費を対価とする資産の譲渡等、送迎、特別な居室の提供、特別な食事の提供又は介護その他の日常生活上の便宜に要する費用を対価とする資産の譲渡等	○			
介護保険法の規定に基づく特例施設介護サービス費の支給に係る施設サービス等又は特例施設介護サービス費の支給に係る介護療養施設サービス		○		
要介護者の選定による特別な居室の提供、特別な療養室の提供、特別な病室の提供又は特別な食事の提供	○			
介護保険法の規定に基づく介護予防サービス費の支給に係る介護予防訪問介護、介護予防訪問入浴介護、介護予防訪問看護、介護予防訪問リハビリテーション、介護予防居宅療養管理指導、介護予防通所介護、介護予防通所リハビリテーション、介護予防短期入所生活介護、介護予防短期入所療養介護及び介護予防特定施設入居者生活介護		○		
要支援者の選定による交通費を対価とする資産の譲渡等、特別な浴槽水等の提供、送迎、特別な居室の提供、特別な療養室等の提供、特別な食事の提供又は介護その他の日常生活上の便宜に要する費用を対価とする資産の譲渡等	○			

内容	課	非	外	備考
介護保険法の規定に基づく特例介護予防サービス費の支給に係る介護予防訪問介護等又はこれに相当するサービス		○		
要支援者の選定による交通費を対価とする資産の譲渡等、特別な浴槽水等の提供、送迎、特別な居室の提供、特別な療養室等の提供、特別な食事の提供又は介護その他の日常生活上の便宜に要する費用を対価とする資産の譲渡等	○			
介護保険法の規定に基づく地域密着型介護予防サービス費の支給に係る介護予防認知症対応型通所介護、介護予防小規模多機能型居宅介護及び介護予防認知症対応型共同生活介護		○		
居宅要支援者の選定による送迎及び交通費を対価とする資産の譲渡等	○			
介護保険法の規定に基づく特例地域密着型介護予防サービス費の支給に係る介護予防認知症対応型通所介護等又はこれに相当するサービス		○		
居宅要支援者の選定による送迎及び交通費を対価とする資産の譲渡等	○			
介護保険法の規定に基づく居宅介護サービス計画費の支給に係る居宅介護支援及び同法の規定に基づく介護予防サービス計画費の支給に係る介護予防支援		○		
介護保険法の規定に基づく特例居宅介護サービス計画費の支給に係る居宅介護支援又はこれに相当するサービス及び同法の規定に基づく特例介護予防サービス計画費の支給に係る介護予防支援又はこれに相当するサービス		○		
介護保険法の規定に基づく市町村特別給付として要介護者又は居宅要支援者に対して行う食事の提供		○		
介護保険法の規定に基づく地域支援事業として要支援者等に対して行う介護予防・日常生活支援総合事業に係る資産の譲渡等		○		
生活保護法又は中国残留邦人等の円滑な帰国の促進並びに永住帰国した中国残留邦人等及び特定配偶者の自立の支援に関する法律の規定に基づく介護扶助又は介護支援給付のための居宅介護、施設介護及び介護予防		○		
介護保険法の規定により居宅要介護者又は居宅要支援者が福祉用具の貸与を受け又は購入した場合に、その貸与又は購入に要した費用の一部が介護保険により支給される場合の当該福祉用具の貸付け又は譲渡	○			
居宅要介護者又は居宅要支援者が福祉用具の貸与を受け又は購入した場合に、その福祉用具が身体障害者用物品に該当する場合の当該福祉用具の貸付け又は譲渡		○		基通6－7－3

内　容	課否判定 課	課否判定 非	課否判定 外	備　考
介護保険法に規定する居宅サービス事業者、居宅介護支援事業者又は介護保険施設等からの委託により、他の事業者が、非課税となる介護保険に係る資産の譲渡等に係る業務の一部を行う場合における当該委託業務	○			基通6－7－4

3　消費税の課否判定表（福祉）

内　容	課否判定 課	課否判定 非	課否判定 外	備　考
①第一種社会福祉事業				法6① 法別表第一第7号 令14の2 基通6－7－5
生活保護法に規定する救護施設、更生施設その他生計困難者を無料又は低額な料金で入所させて生活の扶助を行うことを目的とする施設を経営する事業及び生計困難者に対して助葬を行う事業		○		
児童福祉法に規定する乳児院、母子生活支援施設、児童養護施設、障害児入所施設、情緒障害児短期治療施設又は児童自立支援施設を経営する事業		○		
老人福祉法に規定する養護老人ホーム、特別養護老人ホーム又は軽費老人ホームを経営する事業		○		
障害者の日常生活及び社会生活を総合的に支援するための法律に規定する障害者支援施設を経営する事業		○		
障害者支援施設を経営する事業において生産活動としての作業に基づき行われる資産の譲渡等	○			
売春防止法に規定する婦人保護施設を経営する事業		○		
授産施設を経営する事業及び生計困難者に対して無利子又は低利で資金を融通する事業		○		
授産施設を経営する事業において生産活動としての作業に基づき行われる資産の譲渡等	○			
②第二種社会福祉事業				
生計困難者に対して、その住居で衣食その他日常の生活必需品若しくはこれに要する金銭を与え、又は生活に関する相談に応ずる事業		○		

内容	課否判定 課	課否判定 非	課否判定 外	備考
児童福祉法に規定する障害児通所支援事業、障害児相談支援事業、児童自立生活援助事業、放課後児童健全育成事業、子育て短期支援事業、乳児家庭全戸訪問事業、養育支援訪問事業、地域子育て支援拠点事業、一時預かり事業又は小規模住宅型児童養育事業、同法に規定する助産施設、保育所、児童厚生施設又は児童家庭支援センターを経営する事業及び児童の福祉の増進について相談に応ずる事業		○		
無認可保育所の保育料	○			
都道府県知事の認可を受けていない保育施設のうち、一定の基準を満たし、その旨の証明書の交付を受けた施設の利用料		○		
母子及び寡婦福祉法に規定する母子家庭等日常生活支援事業又は寡婦日常生活支援事業及び同法に規定する母子福祉施設を経営する事業		○		
老人福祉法に規定する老人居宅介護等事業、老人デイサービス事業、老人短期入所事業、小規模多機能型居宅介護事業、認知症対応型老人共同生活援助事業又は複合型サービス福祉事業及び同法に規定する老人デイサービスセンター、老人短期入所施設、老人福祉センター又は老人介護支援センターを経営する事業		○		
障害者の日常生活及び社会生活を総合的に支援するための法律に規定する障害福祉サービス事業、一般相談支援事業、特定相談支援事業又は移動支援事業及び同法に規定する地域活動支援センター又は福祉ホームを経営する事業		○		
障害福祉サービス事業又は地域活動支援センターを経営する事業において生産活動としての作業に基づき行われる資産の譲渡等	○			
身体障害者福祉法に規定する身体障害者生活訓練等事業、手話通訳事業又は介助犬訓練事業若しくは聴導犬訓練事業、同法に規定する身体障害者福祉センター、補装具製作施設、盲導犬訓練施設又は視聴覚障害者情報提供施設を経営する事業及び身体障害者の更生相談に応ずる事業		○		
知的障害者福祉法に規定する知的障害者の更生相談に応ずる事業		○		
生計困難者のために、無料又は低額な料金で、簡易住宅を貸し付け、又は宿泊所その他の施設を利用させる事業		○		
生計困難者のために、無料又は低額な料金で診療を行う事業		○		
生計困難者に対して、無料又は低額な費用で介護保険法に規定する介護老人保健施設を利用させる事業		○		
隣保事業		○		
福祉サービス利用援助事業		○		

内容	課否判定 課	課否判定 非	課否判定 外	備考
①及び②の事業（非課税分）に関する連絡又は助成を行う事業		○		
③更生保護事業法に規定する更生保護事業		○		令14の3
児童福祉法に規定する児童福祉施設を経営する事業として行われる資産の譲渡等及び保育所を経営する事業に類する事業として行われる資産の譲渡等		○		
児童福祉法の規定に基づき指定医療機関が行う治療等		○		
児童福祉法に規定する一時保護		○		
障害者の日常生活及び社会生活を総合的に支援するための法律の規定に基づき独立行政法人国立重度知的障害者総合施設のぞみの園がその設置する施設において行う介護給付費若しくは訓練等給付費又は特例介護給付費若しくは特例訓練等給付費の支給に係る施設障害福祉サービス		○		
知的障害者福祉法の規定に基づき独立行政法人国立重度知的障害者総合施設のぞみの園がその設置する施設において行う更生援護		○		
介護保険法に基づき、市町村が包括的支援事業を老人介護支援センターの設置者である法人に委託した場合に当該法人が包括的支援事業として行う資産の譲渡等		○		基通6－7－10
老人福祉法に規定する老人居宅生活支援事業		○		
障害者の日常生活及び社会生活を総合的に支援するための法律に規定する障害福祉サービス事業		○		
身体障害者の使用に供するための特殊な性状、構造又は機能を有する物品（義肢、盲人安全つえ、義眼、点字器、人工喉頭、車椅子その他）の譲渡及び貸付け		○		法別表第一第10号 令14の4 基通6－7－3
身体障害者雇用調整金、雇用開発援助金等			○	基通5－2－15

第3節　消費税の課否判定 Q&A

Q1　社会保険診療収入

> 医療機関の医業収益については国民健康保険や社会保険へ請求した診療報酬と窓口で患者から収受した診療報酬がありますが、診療報酬の形態で課税区分は異なるのでしょうか。

A　消費税法第6条第1号で非課税の対象としている項目のうち医業収益に該当するものとして以下のものが列挙されています。これらの収入は公費からの収入か窓口からの収入かで区分していないため社会保険診療に係るものは非課税となります。

ア	健康保険法、国民健康保険法、船員保険法、国家公務員共済組合法、防衛省の職員の給与等に関する法律、地方公務員等共済組合法又は私立学校教職員共済法の規定に基づく療養の給付及び入院時食事療養費、入院時生活療養費、保険外併用療養費、療養費、家族療養費又は特別療養費の支給に係る療養並びに訪問看護療養費又は家族訪問看護療養費の支給に係る指定訪問看護
イ	高齢者の医療の確保に関する法律の規定に基づく療養の給付及び入院時食事療養費、入院時生活療養費、保険外併用療養費、療養費又は特別療養費の支給に係る療養並びに訪問看護療養費の支給に係る指定訪問看護
ウ	精神保健及び精神障害者福祉に関する法律の規定に基づく医療、生活保護法の規定に基づく医療扶助のための医療の給付及び医療扶助のための金銭給付に係る医療、原子爆弾被爆者に対する援護に関する法律の規定に基づく医療の給付及び医療費又は一般疾病医療費の支給に係る医療並びに障害者の日常生活及び社会生活を総合的に支援するための法律の規定に基づく自立支援医療費、療養介護医療費又は基準該当療養介護医療費の支給に係る医療
エ	公害健康被害の補償等に関する法律の規定に基づく療養の給付及び療養費の支給に係る療養
オ	労働者災害補償保険法の規定に基づく療養の給付及び療養の費用の支給に係る療養並びに同法の規定による社会復帰促進等事業として行われる医療の措置及び医療に要する費用の支給に係る医療
カ	自動車損害賠償保障法の規定による損害賠償額の支払を受けるべき被害者に対する当該支払に係る療養
キ	アからカまでに掲げる療養又は医療に類するものとして政令で定めるもの

なお、「キ　アからカまでに掲げる療養又は医療に類するものとして政令で定めるもの」とは以下のものが該当します。

一	戦傷病者特別援護法の規定に基づく療養の給付又は療養費の支給に係る療養及び更生医療の給付又は更生医療に要する費用の支給に係る医療
二	中国残留邦人等の円滑な帰国の促進並びに永住帰国した中国残留邦人等及び特定配偶者の自立の支援に関する法律、中国残留邦人等の円滑な帰国の促進及び永住帰国後の自立の支援に関する法律の一部を改正する法律附則第4条第2項（施行前死亡者の配偶者に対する支援給付の実施）において準用する場合を含む。）又は中国残留邦人等の円滑な帰国の促進及び永住帰国後の自立の支援に関する法律の一部を改正する法律（平成25年法律第106号）附則第2条第1項若しくは第2項（支援給付の実施に関する経過措置）の規定によりなお従前の例によることとされる同法による改正前の中国残留邦人等の円滑な帰国の促進及び永住帰国後の自立の支援に関する法律の規定に基づく医療支援給付のための医療の給付及び医療支援給付のための金銭給付に係る医療
三	予防接種法又は新型インフルエンザ予防接種による健康被害の救済に関する特別措置法の規定に基づく医療費の支給に係る医療
四	麻薬及び向精神薬取締法又は感染症の予防及び感染症の患者に対する医療に関する法律の規定に基づく医療
五	検疫法の規定に基づく入院に係る医療
六	沖縄の復帰に伴う厚生省関係法令の適用の特別措置等に関する政令第3条（精神障害者の医療に関する特別措置）又は第4条（結核患者の医療に関する特別措置）の規定に基づく医療費の支給に係る医療
七	学校保健安全法第24条（地方公共団体の援助）の規定に基づく医療に要する費用の援助に係る医療
八	児童福祉法の規定に基づく療育の給付に係る医療並びに肢体不自由児通所医療費及び障害児入所医療費の支給に係る医療、同法第21条の5（慢性疾患の治療方法に関する研究等に資する事業）の規定に基づく事業に係る医療の給付又は医療に要する費用の支給に係る医療並びに同法第22条第1項（助産の実施）の規定による助産の実施、同法第27条第1項第3号（都道府県のとるべき措置）に規定する措置、同条第2項に規定する指定医療機関への委託措置又は同法第33条（児童の一時保護）に規定する一時保護に係る医療
九	身体障害者福祉法　第18条第2項（障害福祉サービス、障害者支援施設等への入所等の措置）に規定する厚生労働省令で定める施設への入所又は同項に規定する指定医療機関への入院に係る医療
十	心神喪失等の状態で重大な他害行為を行った者の医療及び観察等に関する法律の規定に基づく医療
十一	母子保健法の規定に基づく養育医療の給付又は養育医療に要する費用の支給に係る医療
十二	行旅病人及行旅死亡人取扱法の規定に基づく救護に係る医療

十三	刑事収容施設及び被収容者等の処遇に関する法律　第2条第1号（定義）に規定する被収容者、同条第2号に規定する被留置者、同条第3号に規定する海上保安被留置者、同法第288条（労役場留置者の処遇）に規定する労役場留置者若しくは同法第289条第1項（被監置者の処遇）に規定する監置場留置者又は少年院法第1条（少年院）に規定する少年院の在院者（同法第16条（少年鑑別所）に規定する少年鑑別所に収容されている少年を含む。）若しくは婦人補導院法第1条（婦人補導院）に規定する婦人補導院の在院者に係る医療
十四	更生保護法第62条第2項（応急の救護）、売春防止法第26条第2項（仮退院中の保護観察）において準用する場合を含む。）の規定に基づく救護又は更生保護法第85条（更生緊急保護）の規定に基づく更生緊急保護に係る医療
十五	公立学校の学校医、学校歯科医及び学校薬剤師の公務災害補償に関する法律の規定に基づく療養補償に係る療養
十六	国家公務員災害補償法（特別職の職員の給与に関する法律第15条（災害補償）若しくは裁判官の災害補償に関する法律においてその例によるものとされる場合又は防衛省の職員の給与等に関する法律第27条第1項（国家公務員災害補償法の準用）若しくは裁判所職員臨時措置法において準用する場合を含む。以下この号において同じ。）の規定に基づく療養補償に係る療養の給付又は療養の費用の支給に係る療養及び国家公務員災害補償法の規定に基づき福祉事業として行われる医療の措置又は医療に要する費用の支給に係る医療
十七	国会議員の歳費、旅費及び手当等に関する法律第12条の3（公務上の災害に対する補償等）、国会議員の秘書の給与等に関する法律　第18条（災害補償）又は国会職員法第26条の2（公務上の災害又は通勤による災害に対する補償等）に規定する補償等に係る療養及び医療で、前号に掲げる療養及び医療に相当するもの
十八	地方公務員災害補償法の規定に基づく療養補償に係る療養の給付又は療養の費用の支給に係る療養及び同法の規定に基づき福祉事業として行われる医療の措置又は医療に要する費用の支給に係る医療並びに同法第69条（非常勤の地方公務員に係る補償の制度）の規定に基づき定められた補償の制度に基づく療養及び医療
十九	消防組織法第24条（非常勤消防団員に対する公務災害補償）又は水防法第6条の2（公務災害補償）の規定に基づく損害の補償に係る療養の給付又は療養の費用の支給に係る療養及びこれらの規定に基づき福祉事業として行われる医療の措置又は医療に要する費用の支給に係る医療、消防法　第36条の3（消防作業に従事した者等に対する損害補償）、水防法第45条（第24条の規定により水防に従事した者に対する災害補償）、災害対策基本法第84条（応急措置の業務に従事した者に対する損害補償）又は武力攻撃事態等における国民の保護のための措置に関する法律第160条（損害補償）（同法第183条（準用）において準用する場合を含む。）の規定に基づく損害の補償に係る療養の給付又は療養の費用の支給に係る療養並びに新型インフルエンザ等対策特別措置法第63条（損害補償）の規定に基づく損害の補償に係る療養の費用の支給に係る療養
二十	警察官の職務に協力援助した者の災害給付に関する法律（昭和27年法律第245号）、海上保安官に協力援助した者等の災害給付に関する法律（昭和28年法律第33号）又は証人等の被害についての給付に関する法律（昭和33年法律第109号）の規定に基づく療養の給付又は療養に要する費用の給付に係る療養

二十一	石綿による健康被害の救済に関する法律（平成18年法律第4号）の規定に基づく医療費の支給に係る医療
二十二	水俣病被害者の救済及び水俣病問題の解決に関する特別措置法（平成21年法律第81号）第5条第7項（救済措置の方針）又は第6条第2項（水俣病被害者手帳）の規定により支給するものとされる療養費の支給に係る療養
二十三	前各号に掲げるもののほか、国又は地方公共団体の施策に基づきその要する費用の全部又は一部が国又は地方公共団体により負担される医療及び療養

Q2 自己の負担で行う保険診療

国民健康保険料の滞納等で保険証の交付を受けられない者は、いわゆる資格証明書により診療を受けることになります。この場合に医療費は診療を受ける者が支払いますが、診療報酬の課税区分はどのようになりますか。

A 保険証の交付を受けられない者が自己の負担で資格証明書により受ける診療であっても、当該診療は国民健康保険法の規定に基づく診療ですから非課税となります。（国税庁タックスアンサー）

Q3 差額ベッド代

診療費、入院料、給食費、ベッド代等のうち保険料の適用対象とならない差額ベッド代等の課税区分はどのようになりますか。

A Q1で非課税となっている社会保険等の診療収益は社会的な配慮のもと非課税とされています。そのため、保険料でカバーされない診療報酬は原則として課税となります。これらの費用は「保険外併用療養費」として扱われ診療費総額から「基礎的医療部分（保険から支給される保険外併用療養費と患者の一部負担部分）」を控除した「特別の料金」として消費税の課税対象となります。

「保険外併用療養費」には以下のものがあります。

・「特別の療養環境の提供」（いわゆる差額ベッド代）

ただし、妊娠中及び出産後の入院について産婦人科が受け取る差額ベッド代で「助産に係る資産の譲渡等」に該当するものは非課税となります。したがって、妊娠中の入院及び出産後の入院（消費税基本通達6－8－2に掲げる入院に限るものとし、異常分娩に伴う入院を含む。）における差額ベッド料及び特別給食費並びに大学病院等の初診料についても全額が非課税となります。

Q4　助産に係る資産の譲渡等

> 診療報酬のうち産婦人科の助産に係る費用については別個の扱いがあるそうですが、消費税の取扱いはどのようになりますか。

A　「助産に係る資産の譲渡等」は非課税と定められていますが、範囲については消費税法基本通達第6章第8節に個別に定められています。

「助産に係る資産の譲渡等」には、次のものが該当します。

① 妊娠しているか否かの検査
② 妊娠していることが判明した時以降の検診、入院
③ 分娩の介助
④ 出産の日以後2月以内に行われる母体の回復検診
⑤ 新生児に係る検診及び入院

②のうち妊娠中及び出産後の入院については、次のとおりとなります。

ア　妊娠中の入院については、産婦人科医が必要と認めた入院（妊娠中毒症、切迫流産等）及び他の疾病（骨折等）による入院のうち産婦人科医が共同して管理する間の入院は、助産に係る資産の譲渡等に該当するので非課税となります。

イ　出産後の入院のうち、産婦人科医が必要と認めた入院及び他の疾病による入院のうち産婦人科医が共同して管理する間については、出産の日から1月を限度として助産に係る資産の譲渡等に該当するので非課税となります。

ウ　新生児については、イの取扱いに準ずることとなります。

なお、妊娠中及び出産後の入院に係る差額ベッド料等については**Q3**をご参照ください。

Q5　療養費

> 家族療養費、訪問看護療養費及び家族訪問看護療養費の課税区分の取扱いはどのようになりますか。

A　被扶養者の病気やけがに対しては、家族療養費が支給されます。その給付の範囲・受給方法・受給期間などは、すべて被保険者に対する療養の給付と同様となっており、消費税の課税区分においても同様に取り扱われます。

Q6　高齢者医療確保法

> 高齢者医療確保法に基づく診療報酬の課税区分の取扱いはどのようになりますか。

A　「高齢者の医療の確保に関する法律」の規定に基づく療養の給付及び入院時食事療養費、入院時生活療養費、保険外併用療養費、療養費又は特別療養費の支給に係る療養並びに訪問看護療養費の支給に係る指定訪問看護は非課税とされており、他の診療報酬と同様自己負担部分についても非課税となります。

ただし、高齢者医療確保法では上記の非課税対象のサービスとは別に保健事業として「後期高齢者医療広域連合は、健康教育、健康相談、健康診査その他の被保険者の健康の保持増進のために必要な事業を行うように努めなければならない。」と規定されており、消費税法で非課税の対象としてカバーされていません。よって、これらのサービスに対する対価は課税対象とされています。

Q7　その他の医業収入

> 健康診断・受託医療収入等の通常の診療報酬とは別途に提供するサービスの消費税の取扱いはどのようになりますか。

A　Q1で述べたとおり非課税となる診療報酬は限定列挙されていますのでこれらに該当しないサービスの提供は原則として課税となります。以下個別に記載します。

①　市町村から委託を受けた保険料

市町村から委任を受けた予防接種の委託料については課税対象となります。また、予防接種法によらない任意の接種もまた課税対象となります。だだし、**Q1**「キ．三」にあるとおり「予防接種法又は新型インフルエンザ予防接種による健康被害の救済に関する特別措置法の規定に基づく医療費の支給に係る医療」は非課税取引となります。

なお、窓口負担も同様原則課税取引となりますが、保険給付の対象は非課税となります。

②　健康診断・人間ドック

法令により義務付けられてる健康診断については職場や地方公共団体からの受託に基づいて行いますが、当該収入は原則課税取引となります。また、受診者の任意に基づいて行われる検診も課税対象となります。

③　診断書他文書料・主治医意見書作成料

　死亡診断書・公害認定主治医診断書・産婦人科で発行される「予定日証明書」等の発行料収益は課税対象となります。ただし、以下の診断書はＱ１で非課税とされるサービスの保険請求のための診断書他文書料となるため非課税となります。

・結核予防法による診断書料・協力料等保険請求できるもの
・労災保険の文書料
・傷病手当金意見書交付料

　また、介護保険法で要介護認定の申請者の主治医に対して意見を求められた際に記載する主治医意見書作成収入もまた消費税の課税対象となります。

④　補助金・助成金収入

　介護施設の新設や各種運営補助金の補助金収入は、事業者が国又は地方公共団体等から受ける奨励金若しくは助成金等又は補助金等に係る予算の執行の適正化に関する法律第２条第１項《定義》に掲げる補助金等のように、特定の政策目的の実現を図るための給付金であり、資産の譲渡等の対価に該当しないため不課税となります。これらは雇用調整助成金、雇用対策法の規定による職業転換給付金又は障害者の雇用の促進等に関する法律の規定による身体障害者等能力開発助成金も含みます。

⑤　自販機設置手数料、テレビ使用料等の各種手数料

　自販機設置手数料、テレビ使用料、おむつ代等の手数料は診療行為に属しない一般のサービスと同様の行為であるため課税取引となります。

Ｑ８　利用分量配当金

> 当医院が組合員となっている医師協同組合から利用分量配当金を収受しました。当該収入に係る消費税の取扱いはどのようになりますか。

A　協同組合等から事業者が収受する事業分量配当金のうち課税仕入れの分量等に応じた部分の金額は、当該事業者の仕入れに係る対価の返還等に該当します。

　利用分量配当金とは医師協同組合が組合員に対し、その事業の利用分量に応じて配当するものであり、その性格が組合員との取引の価格修正であることから、仕入れに係る対価の返還等に該当します。

Q9　医師会の会費

医師会に支払う会費の消費税の取扱いはどのようになりますか。

A　原則として不課税取引となります。

同業者団体や組合などに支払う会費や組合費などが課税仕入れになるかどうかは、その団体から受ける役務の提供などと支払う会費などとの間に明らかな対価関係があるかどうかによって判定します。

したがって、セミナーや講座などの会費は、講義や講演の役務の提供などの対価ですから課税仕入れとなり、仕入税額控除の対象になります。

対価性があるかどうかの判定が困難なものについては、その会費などを支払う事業者とその会費などを受ける同業者団体や組合などの双方が、その会費などを役務の提供や資産の譲渡等の対価に当たらないものとして継続して処理している場合はその処理が認められます。なお、この場合には、同業者団体や組合などは、その旨をその構成員に通知するものとされています。

また、その団体の業務運営に必要な通常会費については、一般的には対価関係がありませんので、同業者団体や組合などは資産の譲渡等の対価に当たらないものとして取り扱って差し支えないこととされており、この場合には、その構成員においてはその通常会費は課税仕入れとならず、仕入税額控除の対象になりません。

さらに、同業者団体や組合などに支払う入会金も、役務の提供などとの間に明らかな対価関係があるかどうかによって判定します。

したがって、ゴルフクラブ、宿泊施設、体育施設、遊戯施設その他のレジャー施設を利用するための会員となる入会金は、役務の提供などとの間に明らかな対価関係がありますから、課税仕入れになります。

なお、この場合の入会金は、脱退などに際し返還されないものに限られます。

Q10　出張旅費、宿泊費、日当等

当医院の職員が出張を行う際に、その職員に対して支払う旅費や日当等に係る消費税の取扱いはどのようになりますか。

A　国内の出張又は転勤のために、役員又は使用人（以下「使用人等」という。）に対して支給した出張旅費、宿泊費、日当等で、支給した金額のうちその旅行について通常必要であると認められる部分の金額は、課税仕入れになります。

使用人等が次に掲げる旅行をした場合に、その旅行に必要な支出に充てるため事業者か

ら支給される金品で、その旅行について通常必要と認められるものは、当該事業者の業務上の必要に基づく支出の実費弁償であり、当該事業者が輸送機関等へ直接支出するのと同様となることから、これに係る支払対価は、課税仕入れに係る支払対価に該当することとなります。

① 使用人等が勤務する場所を離れてその職務を遂行するために行う旅行
② 使用人等の転任に伴う転居のために行う旅行

なお、「その旅行について通常必要であると認められる部分の金額」の範囲については、所得税基本通達9-3《非課税とされる旅費の範囲》の例により判定します。

また、海外出張のために支給する旅費、宿泊費及び日当等は、原則として課税仕入れに係る支払対価に該当しません。

Q11 クレジット手数料

> 窓口負担金をクレジットカードで領収し、クレジット会社から入金される際に差し引かれる手数料の消費税の取扱いはどのようになりますか。

A クレジット会社に金銭債権を譲渡したものと取り扱われるため、非課税となります。

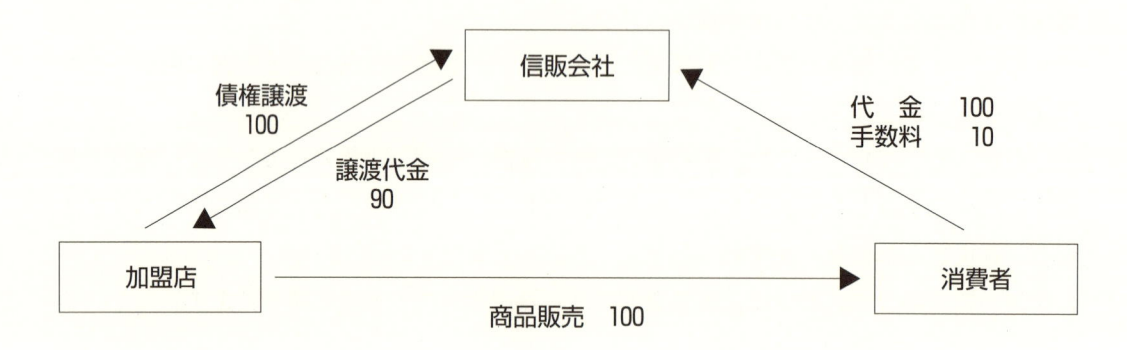

```
                    信販会社
            ▲                  ▲
     債権譲渡                      代 金   100
      100                        手数料    10
            │                  │
      譲渡代金
        90
            ▼                  │
     加盟店 ──────商品販売 100──────▶ 消費者
```

信販会社が加盟店から譲り受ける債権の額（100）と加盟店への支払額（90）との差額（10）は、消費税法施行令第10条第3項第8号に該当し、非課税となります。

Q12　薬品の仕入れについての仕入税額控除

> 病院において、仕入税額控除について個別対応方式を採用する場合、薬品の仕入れについて課税売上げにのみ要するものと非課税売上げにのみ要するものとに分ける必要がありますか。
> また、その必要がなく、薬品の仕入れのすべてを共通用とした場合、課税売上割合に準ずる割合としてどのようなものが認められますか。

A　保険診療でも自由診療でも、同一の薬品を用いることが多いことから、仕入れた薬品を仕入れの段階で、非課税売上げである保険診療に使用する薬品と、課税売上げである自由診療に使用する薬品とに区分することは困難であると認められます。したがって、このようにその区分することが困難な場合、その薬品や機材等の仕入れについては、課税・非課税共通用として区分することになります。

この場合、課税売上割合に準ずる割合としては、例えば、保険診療と自由診療との患者数の比率や使用薬価の比率（使用実績による薬価の比率）などによることができます。

なお、課税売上割合に準ずる割合を用いる場合には、納税地の所轄税務署長に「課税売上割合に準ずる割合の適用承認申請書」を提出し、その承認を受けなければなりません。

Q13　医業未収入金の貸倒れ

> 窓口負担金に係る未収入金について、回収可能性がないため貸倒処理をしましたが、消費税の取扱いはどのようになりますか。

A　診療債権が貸倒れとなったときは、貸倒れとなった金額に対応する消費税額を貸倒れの発生した課税期間の売上げに対する消費税額から控除します。

控除の対象となる貸倒れは、消費税の課税対象となる自由診療、室料差額収益等の課税資産の譲渡等に係る診療債権に限られます。

貸倒れとして認められる主な例は次のとおりです。
①　更生計画認可の決定、再生計画認可の決定などにより債権の切捨てがあったこと。
②　債務者の財産状況、支払能力等からみてその債務者が債務の全額を弁済できないことが明らかであること。
③　法令の規定による整理手続によらない関係者の協議決定で、一定の要件に該当する基準により債権の切捨てがあったこと。
④　債務者の債務超過の状態が相当期間継続し、その債権の弁済を受けることができないと認められる場合に、その債務者に対し書面により債務の免除を行ったこと。

なお、貸倒れとして消費税額を控除するためには、債権の切捨ての事実を証する書類その他貸倒れの事実を明らかにする書面の保存をしておくことが必要です。

Q14　建設仮勘定の課税仕入れの時期

当医院において新病棟の建設をしており、完成は翌期以降となる予定です。
そのため、当期中に支払った着手金や中間金については建設仮勘定で会計処理をしていますが、消費税の取扱いはどのようになりますか。

A　仕入税額の控除は、課税仕入れを行った課税期間において行うこととされています。課税仕入れを行った日とは、資産の譲受けや借受けをした日又は役務の提供を受けた日となります。

これらの日は原則として、所得税法又は法人税法で所得金額の計算をするときの資産の取得の日又は費用の計上時期と同じです。

そのため、減価償却資産や棚卸資産であっても、これらの課税資産等を取得した日の属する課税期間においてその全額を控除の対象にすることになります。

ところで、建設工事の場合は、通常、工事の発注から完成引渡しまでの期間が長期に及びます。そのため、一般的に、工事代金の前払金又は部分的に引渡しを受けた工事代金や経費（設計料、資材購入費等）の額を一旦建設仮勘定として経理し、これを目的物の全部が引き渡されたときに固定資産などに振り替える処理を行っています。

しかし、消費税法においては、建設仮勘定に計上されている金額であっても、原則として物の引渡しや役務の提供があった日の課税期間において課税仕入れに対する税額の控除を行うことになりますから、当該設計料に係る役務の提供や資材の購入等の課税仕入れについては、その課税仕入れを行った日の属する課税期間において仕入税額控除を行うことになります。

ただし、建設仮勘定として経理した課税仕入れについて、物の引渡しや役務の提供又は一部が完成したことにより引渡しを受けた部分をその都度課税仕入れとしないで、工事の目的物のすべての引渡しを受けた日の課税期間における課税仕入れとして処理する方法も認められます。

なお、課税仕入れとして認められるのはあくまで資産の譲渡等に対応する部分であり、単なる中間金の支払いについては課税仕入れとはなりませんので注意が必要です。

Q15 医薬品の処分

> 当医院では期限切れの医薬品を処分しました。医薬品の処分に係る消費税の取扱いはどのようになりますか。

A 医薬品の処分については、消費税の課税対象外となります。

消費税は、国内において事業者が事業として対価を得て行う資産の譲渡や貸付け、役務の提供が課税の対象となります。

したがって、資産について廃棄をしたり、盗難や滅失があった場合は消費税の対象にはなりません。

なお、その課税期間中に課税仕入れを行った資産が滅失等した場合であっても、その課税仕入れに係る消費税額は、仕入税額控除の対象とされています。

Q16 難病新法の制定等に係る非課税範囲の追加

> 平成26年度の税制改正で医療に係る非課税の範囲が追加されたと聞きましたが、どのような規定なのでしょうか。

A 医療に係る非課税の範囲として追加された規定は以下の2つがあります。

① 難病新法の規定に基づく特定医療費の支給に係る医療

難病の患者に対する医療等に関する法律(以下「難病新法」といいます。)が制定され、指定難病の患者等に対して、指定特定医療につき特定医療費を支給することとされました。このことを踏まえ、「難病新法の規定に基づく特定医療費の支給に係る医療」が非課税の範囲となる「療養、医療等の範囲」に追加されました。

② 児童福祉法の改正に基づく慢性特定疾病医療費の支給に係る医療

児童福祉法が改正され、小児慢性特定疾病にかかっている児童のうちその疾病の程度が一定以上である者の保護者に対して、その医療に要した費用につき小児慢性特定疾病医療費を支給することとされました。このことを踏まえ、「小児慢性特定疾病医療費の支給に係る医療」が非課税の範囲となる「療養、医療等の範囲」に追加されました。

上記①、②の改正は、難病新法及び改正児童福祉法の施行日である平成27年1月1日から適用されます。

第4節　消費税の特例

1　基金拠出型医療法人の取扱い

(1)　概要
　基金拠出型医療法人の基金の額については、消費税法上、資本金又は出資金の額として取り扱われません。

(2)　基金拠出型医療法人とは
①　制度の概要
　平成19年4月に第5次医療法改正が施行され、新たに医療法人を設立する場合は、出資持分の定めのない医療法人のみとなりました。基金拠出型医療法人は、出資持分のない医療法人の一類型であり、法人の活動の原始となる資金の調達手段として、定款の定めるところにより、基金の制度を採用しているものをいいます。
　この基金制度は、剰余金の分配を目的としないという医療法人の基本的性格を維持しつつ、その活動の原始となる資金を調達し、その財産的基礎の維持を図るための制度となっています。
　なお、基金拠出型医療法人は全国で6,202法人あり、全体の約12.4％を占めています。(平成26年3月31日現在　厚生労働省調べ)

②　基金とは（医療法施行規則第30条の37）
　基金とは、社団医療法人に拠出された金銭その他の財産であって、当該医療法人が拠出者に対して医療法施行規則第30条の37及び第30条の38並びに当該医療法人と当該拠出者との間の合意の定めるところに従い返還義務（金銭以外の財産については、拠出時の当該財産の価額に相当する金銭の返還義務）を負うものをいいます。
　基金の特性として次のようなものが挙げられます。
　ア　貸借対照表の区分表示（医政発第0330051号　第3）
　　基金は、貸借対照表の純資産の部に基金の科目をもって計上しなければなりません。
　イ　基金の返還（医療法施行規則第30条の38）
　　基金の返還は、定時社員総会の決議によって行われなければなりませんが、貸借対照表上の純資産額が次に掲げる金額の合計額を超える場合のその超過額を返還総額の限度として、基金の返還をすることができます。
　　a　基金の総額
　　b　資産につき時価評価している場合の時価評価益相当額

c　資本剰余金の価額
ウ　基金利息の禁止（医療法施行規則第30条の37）
　基金の返還に係る債権には、利息を付すことができません。
エ　破産手続に関する債権の取扱い（医政発第0330051号　第2⒁）
　社団医療法人が破産手続開始の決定を受けた場合には、基金の返還に係る債権は破産法第99条第2項に規定する約定劣後破産債権となります。
オ　議決権に関する取扱い（医療法第48条の4）
　社団医療法人の社員は一人一議決権を有するとされ、基金の拠出者が議決権を有する定めはありません。

(3)　基金に関する税務上の取扱い

①　税務上の取扱い

　基金は上記(2)②アのとおり、出資金と同様に貸借対照表の純資産の部に表示されることが定められています。

　新設法人の納税義務の免除の特例にあるように、その事業年度の基準期間がない法人（社会福祉法人を除く）のうち、その事業年度開始の日における資本金の額（出資の金額）が1,000万円以上である法人は、新設法人に該当することになりますが、基金拠出型医療法人の基金は、新設法人の納税義務の免除の特例に定める資本金の額（出資の金額）には該当しないことが大阪国税局の文書回答で確認されました。
（平成21年4月24日「基金拠出型の社団医療法人における基金に関する法人税及び消費税の取扱いについて」）

　文書回答では以下のことから出資金の額に該当しないこととされました。
ア　基金の拠出者は、上記(2)①の基金の特性に鑑みると、医療法施行規則の規定及び医療法人との間の合意に基づき返還を受ける権利を有しているものの、有限責任又は無限責任を負っているものではなく、株式会社の株主や持分会社の社員のように、剰余金又は利益の配当をする権利、残余財産の分配を受ける権利、株主総会における議決権又は持分会社の業務を執行する権利を有していないこと
イ　持分の定めのない社団医療法人は、拠出者に対して基金の返還義務を負っているとともに、基金は破産手続開始の決定を受けた場合、拠出者において約定劣後債権とされることから、債務と同様の性質を有していること

②　設立届提出時の留意点

　基金は資本金（又は出資金）に該当しませんので、法人設立届等を提出する際には、資本金又は出資金の欄の記載に誤りがないよう気を付ける必要があります。

【出典】国税庁「基金拠出型の社団医療法人における基金に関する法人税及び消費税の取扱いについて」

（裏面）

法人設立届出書

0円と記載
※基金の額は記載しない

記載しない
※消費税の課税事業者となることを選択する場合には、別途届出書の提出が必要となります（詳しくは最寄りの税務署にお尋ねください）

2 社会医療法人と国、地方公共団体、公共・公益法人等に対する消費税の特例

(1) 概要

国、地方公共団体、公共・公益法人等に対する消費税の特例の適用があるのは、医療法人のうち社会医療法人のみです。

ここでは国、地方公共団体、公共・公益法人等に対する消費税の特例の内容と計算方法、社会医療法人の意義などについて触れていきます。

(2) 国、地方公共団体、公益・公共法人等に対する消費税の特例

① 特例制度の概要

消費税は、国内において資産の譲渡等を行う個人事業者及び法人を納税義務者としており、国、地方公共団体、公共・公益法人等についても国内において資産の譲渡等を行う限りにおいては、営利法人と同様に消費税の納税義務があります。しかしながら、国、地方公共団体、公益・公共法人等の事業活動は公共性が強いものであることから法令上各種の制約を受けたり、国又は地方公共団体等の財政的な援助を受けるなど、営利法人と比べ特殊な面が多いことから、消費税法上、特例が設けられています。

国、地方公共団体、公共・公益法人等に適用される特例

	会計単位	資産の譲渡等の時期	仕入控除税額の計算	申告(納付)期限
国(一般会計)	○	○	課税標準額に対する消費税額と仕入控除税額を同額とみなす。	申告義務なし
地方公共団体(一般会計)	○	○		
国(特別会計)	○	○	○	○
地方公共団体(特別会計)	○	○	○	○
消費税法別表第三に掲げる法人	―	△(要承認)	○	△(要承認)
人格のない社団等	―	―	○	―

② 国、地方公共団体の会計単位による納税義務の特例

消費税法においては、会社等の営利法人はもちろん、公共法人、公益法人等も法人ごとに納税義務者となり、また、人格のない社団等は法人とみなされ、団体を単位として納税義務者となります。

しかし、国又は地方公共団体が一般会計に係る業務として行う事業又は特別会計を設け

て行う事業については、その行う事務の性質・内容が異なるため、一般会計又は個々の特別会計ごとに一の法人が行う事業とみなして消費税法の規定を適用することになっています。

ただし、国又は地方公共団体が特別会計を設けて行う事業であっても、「専らその特別会計を設ける国又は地方公共団体の一般会計に対して資産の譲渡等を行う特別会計」については、一般会計に係る業務として行う事業とみなされます。(ここでいう「専ら」とは、その特別会計が行う資産の譲渡等の対価の合計額のうちにその特別会計が一般会計に対して行う資産の譲渡等の対価の合計額の占める割合が95％以上である場合をいいます。)

③ 資産の譲渡等の時期の特例
ア 資産の譲渡等の時期の原則

国内取引に係る消費税の納税義務は、課税資産の譲渡等をした時に成立します。この場合の「譲渡等をした時」とは、原則として、資産の譲渡については引き渡しのあった日、資産の貸付については使用料等の支払いを受けるべき日、役務の提供については目的物の全部を完成して引き渡した日又は役務の提供の全部を完了した日、とすることとされています。また、保税地域から引き取られる課税貨物に係る消費税の納税義務は、課税貨物を保税地域から引き取る時に成立します。

イ 国、地方公共団体、公共・公益法人等の資産の譲渡等の時期の特例
a 国、地方公共団体

国、地方公共団体の会計は、予算決算及び会計令又は地方自治法施行令の規定により、その歳入又は歳出の所属会計年度が定められており、これらの諸規定において、一定の収入又は支出については、発生年度を基準として年度経過後の一定の期間(出納整理期間)内の収入又は支出をその発生年度の決算に計上し、これにより得ないものについては、現金の収支の事実の属する会計年度の所属として整理するなど、一般の民間企業とは異なる会計処理が行われています。

このため、資産の譲渡等の時期の原則を国、地方公共団体に適用することは、国、地方公共団体の会計処理の実情と著しくかけ離れたものになります。

そこで、国又は地方公共団体が行った資産の譲渡等については、次のような特例が設けられています。

区 分	歳入・歳出の会計年度所属区分の法令		特例の内容
	国	地方公共団体	
資産の譲渡等の時期	予算決算及び会計令第1条の2(歳入の会計年度所属区分)	地方自治法施行令第142条(歳入の会計年度所属区分)	左記法令の規定によりその対価を収納すべき会計年度の末日に行われたとすることができる。

| 課税仕入等の時期 | 予算決算及び会計令第2条（歳出の会計年度所属区分） | 地方自治法施行令第143条（歳出の会計年度所属区分） | 左記法令の規定によりその費用の支払をすべき会計年度の末日に行われたものとすることができる。 |

　　b　公共・公益法人等

　　国又は地方公共団体に準ずる法人として納税地の所轄税務署長の承認を受けた公共・公益法人等についても、資産の譲渡等又は課税仕入れ等を行った時期について、その対価を収納すべき又は費用の支払をすべき課税期間の末日に行われたものとすることができます。

　　ただし、承認を受けることができるのは、消費税法別表第三に掲げる法人のうち、法令又はその法人の定款、寄附行為、規則若しくは規約に定める会計処理の方法が、国又は地方公共団体の会計処理の方法に準じて、収入・支出の所属会計年度について発生主義以外の特別な会計処理により行うこととされている法人です。

④　仕入控除税額の計算の特例

　ア　仕入控除税額の計算の原則

　　消費税の納付税額は、その課税期間の課税標準額に対する消費税額からその課税期間中の課税仕入れ等に係る税額（仕入控除税額）を控除して算出します。

　イ　国、地方公共団体、公共・公益法人等の仕入控除税額の計算の特例

　　国、地方公共団体、公共・公益法人等は、本来、市場経済の法則が成り立たない事業を行っていることが多く、通常は租税、補助金、会費、寄附金等の対価性のない収入を恒常的な財源としている実態にあります。

　　このような対価性のない収入によって賄われる課税仕入れ等は、課税売上げのコストを構成しない、いわば最終消費者的な性格を持つものと考えられます。

　　また、消費税法における仕入税額控除制度は、税の累積を排除するものですから、対価性のない収入を原資とする課税仕入れ等に係る税額を課税売上げに係る消費税の額から控除することは合理性がありません。

　　そこで、国、地方公共団体、公共・公益法人等については、通常の方法により計算される仕入控除税額について調整を行い、補助金等の対価性のない収入（特定収入、下記参照）により賄われる課税仕入れ等に係る税額について、仕入税額控除の対象から除外することとしています。

　ウ　特例対象となる事業者

　　特例計算の対象となる事業者は次のとおりです。

　　a　国の特別会計

　　b　地方公共団体の特別会計

c　消費税法別表第三に掲げる法人
　d　人格のない社団等

ただし、次に掲げる場合には仕入控除税額の調整を行う必要がありません。

　a　その課税期間の仕入控除税額を簡易課税制度を適用して計算する場合
　b　その課税期間における特定収入割合が5％以下である場合

なお、特定収入割合とは、次の算式により計算した割合をいいます。

$$特定収入割合 = \frac{その課税期間中の特定収入の合計額}{その課税期間中の\left(\begin{array}{c}課税売上高\\（税抜）\end{array} + \begin{array}{c}免　税\\売上高\end{array} + \begin{array}{c}非課税\\売上高\end{array} + \begin{array}{c}特定収入の\\合計額\end{array}\right)}$$

エ　特定収入の概要

　特定収入とは国等の収入（収入の源泉は国内、国外を問いません。）で、資産の譲渡等の対価以外の収入（対価性のない収入）のうち、消費税法上、特定収入に該当しないこととされている収入以外の収入をいいます。

　消費税法上、特定収入に該当しないこととされている収入は以下のものになります。

---

　a　通常の借入金等
　b　出資金
　c　預金・貯金及び預かり金
　d　貸付回収金
　e　返還金及び還付金
　f－A　法令又は交付要綱等において次に掲げる支出以外の支出（特定支出）のためにのみ使用することとされている収入
　　(a)　課税仕入れに係る支払対価の額に係る支出
　　(b)　課税貨物の引取価額に係る支出
　　(c)　通常の借入金等の返還金又は償還金に係る支出
　f－B　国又は地方公共団体が合理的な方法により資産の譲渡等の対価以外の収入の使途を明らかにした文書において、特定支出のためにのみ使用することとされている収入
　f－C　公益社団法人等が作成した寄附金の募集に係る文書において、特定支出のためにのみ使用することとされている一定の寄附金の収入（平成26年4月1日以降に募集が開始される寄附金の収入について適用されます。）

　特定収入の例示は次のものになります。

---

　a　租税
　b　補助金

> c 交付金
> d 寄附金
> e 出資に対する配当金
> f 保険金
> g 損害賠償金
> h 負担金
> i 他会計からの繰入金（国、地方公共団体に限ります。）
> j 会費等
> k 喜捨金
> l 特殊な借入金等

また、特定収入は課税仕入れ等に係る特定収入と課税仕入れ等に係る特定収入以外の特定収入（使途不特定の特定収入）に分かれます。

オ 特定収入に係る課税仕入れ等の税額の計算

簡易課税制度を適用せず、一般課税により仕入控除税額の計算を行う場合で、特定収入割合が5％を超えるときは、特定収入に係る課税仕入等の税額は仕入税額控除の対象とはなりません。この場合は、次のように、課税期間中の課税売上高が5億円以下、かつ課税売上割合が95％以上のとき又は課税期間中の課税売上高が5億円超又は課税売上割合が95％未満のときにおける個別対応方式若しくは一括比例配分方式の区分に応じて計算した調整前の仕入控除税額から、特定収入に係る課税仕入れ等の税額を控除した後の金額が仕入控除税額となります。

仕入控除税額の調整がある場合の納付税額は、次の計算式により計算した金額となります。

納付税額 ＝ その課税期間中の課税標準額に対する消費税額 －〔調整前の仕入控除税額 － その課税期間中の特定収入に係る課税仕入れ等の税額〕

※調整前の仕入控除税額とは、通常の計算方法により計算した仕入控除税額をいいます。

【その課税期間中の特定収入に係る課税仕入れ等の税額計算方法】

ア 課税期間中の課税売上高が5億円以下、かつ課税売上割合が95％以上の場合

特定収入に係る課税仕入等の税額 ＝（A）＋（B）

> （A）特定収入のうち課税仕入れ等にのみ使途が特定されている部分の金額（課税仕入れ等に係る特定収入の額） × $\frac{6.3}{108}$
>
> （B）（調整前の仕入控除税額 －（A）の金額）× **調整割合**（※）

(B)の下線部分の金額がマイナスとなる場合の特定収入に係る課税仕入れ等の税額

$$\text{特定収入に係る課税仕入れ等の税額} = (A)の金額 - \left[(A)の金額 - 調整前の仕入控除税額\right] \times 調整割合（※）$$

※ 調整割合

調整割合とは、次の算式により計算した割合をいいます。

$$調整割合 = \frac{課税仕入れ等に係る特定収入以外の特定収入の合計額（使途不特定の特定収入）}{資産の譲渡等の対価の額の合計額 + 課税仕入れ等に係る特定収入以外の特定収入に合計額（使途不特定の特定収入）}$$

(注) 調整割合が著しく変動した場合に該当するときは、特定収入に係る課税仕入れ等の税額について別途調整が必要になります。

イ 課税期間中の課税売上高が5億円超又は課税売上が95%未満で個別対応方式により計算する場合

特定収入に係る課税仕入等の税額 = (C) + (D) + (E)

(C) 特定収入のうち課税資産の譲渡等にのみ要する課税仕入れ等のためにのみ使用することとされている部分の金額 $\times \dfrac{6.3}{108}$

(D) 特定収入のうち課税資産の譲渡等と非課税資産の譲渡等に共通して要する課税仕入れ等のためにのみ使用することとされている部分の金額 $\times \dfrac{6.3}{108} \times$ 課税売上割合（課税売上割合に準ずる割合を含む。）

(E) 〔調整前の仕入控除税額 − ((C) + (D))〕 × 調整割合

(E)の下線部分の金額がマイナスとなる場合の特定収入に係る課税仕入れ等の税額

$$\text{特定収入に係る課税仕入れ等の税額} = (C)+(D) - \left[((C)+(D)) - 調整前の仕入控除税額\right] \times 調整割合（※）$$

ウ 課税期間中の課税売上高が5億円超又は課税売上割合が95%未満で一括比例配分方式により計算する場合

特定収入に係る課税仕入れ等の税額 = (F) + (G)

(F) 特定収入のうち課税仕入れ等にのみ使途が特定されている部分の金額（課税仕入れ等に係る特定収入の額） $\times \dfrac{6.3}{108} \times$ 課税売上割合

(G) 〔調整前の仕入控除税額 − (F)の金額〕 × 調整割合

(G)の下線部分の金額がマイナスとなる場合の特定収入に係る課税仕入れ等の税額

$$\text{特定収入に係る課税仕入れ等の税額} = (F)の金額 - \left[(F)の金額 - 調整前の仕入控除税額\right] \times 調整割合（※）$$

⑤ 申告・納付期限の特例

　消費税の申告期限及び納付期限は、原則として課税期間の末日の翌日から2か月以内とされていますが、国、地方公共団体については、決算の処理方法や時期等につき法令の定めるところにより処理することとされており、原則的な申告・納付期限では対応が困難な事情にあるため、次のとおり申告・納付期限の特例が設けられています。

　また、公共・公益法人のうちにも、国や地方公共団体と同様に、法令によりその決算を完結する日が会計年度の末日の翌日以後2か月以上経過した日と定められているなど、特別な事情にあるものがあることから、この場合も、同様に申告・納付期限の特例が設けられています。

ア　国、地方公共団体の特別会計

　国については課税期間終了後5か月以内、地方公共団体については課税期間終了後6か月以内（ただし、地方公共団体の経営する企業（地方公営企業）については課税期間終了後3か月以内）とされています。

イ　公共・公益法人等

　公共・公益法人等のうち、納税地の所轄税務署長の承認を受けたものについては、6か月以内でその承認を受けた期間の申告・納付期限の特例が認められます。

　ただし、承認を受けることができるものは、消費税法別表第三に掲げる法人のうち、法令によりその決算を完結する日が会計年度の末日の翌日以後2か月以上経過した日と定められていることその他特別な事情があるものに限ります。

⑥ 帳簿の記載事項及び保存

　課税事業者は帳簿を備え付けてこれに、売上げ、仕入れ、返品等について、次の事項等を整然と、かつ明瞭に記載し、この帳簿を閉鎖の日の属する課税期間の末日から2か月を経過した日から7年間、納税地等で保存しなければなりません。

　　ア　取引の相手方の氏名又は名称
　　イ　取引年月日
　　ウ　取引の内容
　　エ　取引金額

　なお、国、地方公共団体の特別会計や公共・公益法人等については上記アからエまでの事項のほか、特定収入等に係る事項として、次のオからケまでを併せて記載する必要があります。

　　オ　特定収入等に係る相手方の氏名又は名称
　　カ　特定収入等を受けた年月日
　　キ　特定収入等の内容
　　ク　特定収入等の金額

ケ　特定収入等の使途

(3) 社会医療法人と国等に対する消費税の特例
① 社会医療法人の意義
社会医療法人は、医療法第42条の2により定められています。

(参考)
医療法第42条の2　医療法人のうち、次に掲げる要件に該当するものとして、政令で定めるところにより都道府県知事の認定を受けたもの（以下「社会医療法人」という。）は、その開設する病院、診療所又は介護老人保健施設（指定管理者として管理する病院等を含む。）の業務に支障のない限り、定款又は寄附行為の定めるところにより、その収益を当該社会医療法人が開設する病院、診療所又は介護老人保健施設の経営に充てることを目的として、厚生労働大臣が定める業務（以下「収益業務」という。）を行うことができる。

一　役員のうちには、各役員について、その役員、その配偶者及び3親等以内の親族その他各役員と厚生労働省令で定める特殊の関係がある者が役員の総数の3分の1を超えて含まれることがないこと。

二　社団たる医療法人の社員のうちには、各社員について、その社員、その配偶者及び3親等以内の親族その他各社員と厚生労働省令で定める特殊の関係がある者が社員の3分の1を超えて含まれることがないこと。

三　財団たる医療法人の評議員のうちには、各評議員について、その評議員、その配偶者及び3親等以内の親族その他各評議員と厚生労働省令で定める特殊の関係がある者が評議員の総数の3分の1を超えて含まれることがないこと。

四　救急医療等確保事業（当該医療法人が開設する病院又は診療所の所在地の都道府県が作成する計画に記載されたものに限る。）に係る業務を当該病院又は診療所の所在地の都道府県において行っていること。

五　前号の業務について、次に掲げる事項に関し厚生労働大臣が定める基準に適合していること。
　　イ　当該業務を行う病院又は診療所の構造設備
　　ロ　当該業務を行うための体制
　　ハ　当該業務の実績

六　前各号に掲げるもののほか、公的な運営に関する厚生労働省令で定める要件に適合するものであること。

七　定款又は寄附行為において解散時の残余財産を国、地方公共団体又は他の社会医療法人に帰属させる旨を定めていること。

(以下　省略)

② 社会医療法人は消費税法別表第三に掲げる法人

社会医療法人については、消費税法別表第三に掲げる法人に該当します。

(参考)　消費税法別表第三（第3条、第60条関係）（一部抜粋）

一　次の表に掲げる法人

名称	根拠法
委託者保護基金	商品先物取引法（昭和25年法律第239号）
一般財団法人	一般社団法人及び一般財団法人に関する法律（平成18年法律第48号）
一般社団法人	
医療法人（医療法（昭和23年法律第205号）第42条の2第1項（社会医療法人）に規定する社会医療法人に限る。）	医療法

③ 社会医療法人と国等に対する消費税の特例

社会医療法人については上記のように消費税別表第三に掲げる法人に該当するため、国等に対する消費税の特例の適用が考えられます。

消費税法別表第三に掲げる法人について特例の対象項目は資産の譲渡の時期、仕入控除税額の計算、申告（納付）期限の3つです。

ここでは、社会医療法人について特例の適用があるかどうかを述べていきます。

ア　資産の譲渡等の時期

資産の譲渡等の時期の特例について、承認を受けることができるのは、消費税法別表第三に掲げる法人のうち、法令又はその法人の定款、寄附行為、規則若しくは規約に定める会計処理の方法が、国又は地方公共団体の会計処理の方法に準じて、収入・支出の所属会計年度について発生主義以外の特別な会計処理により行うこととされている法人とされています。

社会医療法人については、病院会計準則「第4章　損益計算書原則　第32」により発生主義により処理しなければならないとされていますから、資産の譲渡等の時期の特例について納税地の所轄税務署長の承認を受けることはできず、適用はありません。

(参考)
病院会計準則
第4章　損益計算書原則
第32　発生主義の原則
　すべての費用及び収益は、その支出及び収入に基づいて計上し、その発生した期間に正しく割当てられるように処理しなければならない。ただし、未実現収益は原則として、当期の損益計算に計上してはならない。
　前払費用及び前受収益は、これを当期の損益計算から除去し、未払費用及び未収収益は、当期の損益計算に計上しなければならない。

　イ　仕入控除税額の計算
　　仕入控除税額の計算の特例については、承認制ではなく条件に該当すれば強制的に適用があるものです。消費税法別表第三に掲げる法人についてはこの特例の適用を受けますので、社会医療法人についても原則課税で特定収入割合が5％を超えるなどの条件を満たせば、仕入控除税額の計算の特例の適用を受けることとなります。
　ウ　申告（納付）期限
　　納税地の所轄税務署長の承認を受けたものについては特例が認められますが、承認を受けることができるのは、消費税法別表第三に掲げる法人のうち、法令によりその決算を完結する日が会計年度の末日の翌日以後2か月以上経過した日と定められていることその他特別な事情があるものに限るとされています。
　　医療法第51条によれば、社会医療法人を含む「医療法人は、毎会計年度終了後2月以内に、事業報告書、財産目録、貸借対照表、損益計算書その他厚生労働省令で定める書類（以下「事業報告書等」という。）を作成しなければならない。」とされていますから、原則的には上記の承認の条件には該当せず、申告（納付）期限の特例は適用がないものと考えられます。

　　（参考）平成26年6月国税庁「国、地方公共団体や公共・公益法人等と消費税」

第3章

設例による消費税申告書の書き方

第1節　原則課税
第2節　還付申告
第3節　簡易課税
第4節　社会医療法人に対する消費税の特例

第1節　原則課税

申告書の作成は、次の手順で行います。

```
1  課税売上げ・課税仕入れ等を適用される新・旧税率ごとに区分
       ↓
2  付表1及び付表2－(2)の作成
       ↓転記
3  消費税及び地方消費税の申告書（一般用）の作成
```

1　課税売上げ等の金額の区分

〈設例〉

医療法人社団○○会　A歯科クリニックの当課税期間（平成26年1月1日～平成26年12月31日）の課税売上高等は次のとおりです。なお、3％税率が適用された取引はありません。

項　目	課税期間の合計金額	うち税率4％適用分	うち税率6.3％適用分
1　課税期間中の売上高	円	円	円
(1) 課税売上高（税込み）	58,800,000	14,700,000	44,100,000
(2) 免税売上高	0	—	—
(3) 非課税売上高	85,800,000	—	—
2　売上対価の返還等の金額 　　（課税売上げに係るもの（税込み））	—	—	—
3　課税期間中の課税仕入れの金額 　　（税込み）	50,940,000	(注1)12,735,000	(注2)38,205,000
4　仕入対価の返還等の金額 　　（課税仕入れに係るもの（税込み））	—	—	—
5　貸倒処理した金額（税込み）	210,000	210,000	—
6　中間納付消費税額	700,000	—	—
7　中間納付地方消費税額	175,000	—	—

（注1）このうち、課税売上げにのみ要するものが600,000円、課税売上げと非課税売上げに共通して要するものが12,135,000円です。

（注2）このうち、課税売上げにのみ要するものが1,800,000円、課税売上げと非課税売上げに共通して要するものが36,405,000円です。

2　付表1及び付表2－(2)の作成

(1)　付表1の「課税標準額①」欄、「消費税額②」欄の記載

① 「課税標準額①」欄

課税売上高（税込み）に $\frac{100}{105}$ 又は $\frac{100}{108}$ を掛けて、1,000円未満の端数を切り捨てた金額を記載します。

税率4％適用分① B

14,700,000円 × $\frac{100}{105}$ ＝ 14,000,000円（1,000円未満切捨て）

税率6.3％適用分① C

44,100,000円 × $\frac{100}{108}$ ＝ 40,833,333円 ⇒ 40,833,000円（1,000円未満切捨て）

合計① D

14,000,000円 ＋ 40,833,000円 ＝ 54,833,000円　→申告書①へ

② 「消費税額②」欄

①で算出した課税標準額に4％又は6.3％を掛けて消費税額を計算します。

税率4％適用分② B

14,000,000円 × 4％ ＝ 560,000円

税率6.3％適用分② C

40,833,000円 × 6.3％ ＝ 2,572,479円

合計② D

560,000円 ＋ 2,572,479円 ＝ 3,132,479円　→申告書②へ

③ 「控除過大調整税額③」欄及び「控除対象仕入税額④」欄

この欄は付表2－(2)から転記しますので、ここで付表2－(2)を作成します。

(2)　付表2－(2)の作成

① 「課税売上額（税抜き）①」欄

税率4％適用分① B

14,700,000円 × $\frac{100}{105}$ ＝ 14,000,000円

税率6.3％適用分① C

44,100,000円 × $\frac{100}{108}$ ＝ 40,833,333円

合計① D

14,000,000円 ＋ 40,833,333円 ＝ 54,833,333円

② 「免税売上額②」欄

　課税資産の譲渡等のうち、消費税法第7条及び第8条並びに租税特別措置法等の規定により、消費税が免除される課税資産の譲渡等の対価の額を②D欄に記載します。

　設例の場合は、免税売上高は0円です。

③ 「非課税売上額⑥」

　非課税資産の譲渡等の対価の額で課税売上割合の分母に算入すべき金額を⑥D欄に記載します。

　設例の場合は、非課税売上高85,800,000円を記載します。

④ 「課税売上割合④／⑦」欄 （＝ $\dfrac{課税資産の譲渡等の対価の額}{資産の譲渡等の対価の額}$）

$$\dfrac{54,833,333円 ＋ 0円}{54,833,333円 ＋ 0円 ＋ 85,800,000円}$$

＝ $\dfrac{54,833,333円（④D欄、申告書⑮欄に転記します。）}{140,633,333円（⑦D欄、申告書⑯欄に転記します。）}$

＝ 38.99…％ ＜ 95％

⑤ 「課税仕入れに係る支払対価の額（税込み）⑧」欄

税率4％適用分⑧ B

12,735,000円

税率6.3％適用分⑧ C

38,205,000円

合計⑧ D

12,735,000円 ＋ 38,205,000円 ＝ 50,940,000円

(注) 課税仕入れに係る対価の返還等の金額がある場合は、税率4％適用分及び税率6.3％適用分に区分した金額を⑧B及び⑧Cから控除します。

⑥ 「課税仕入れに係る消費税額⑨」欄

税率4％適用分⑨ B

12,735,000円 × $\dfrac{4}{105}$ ＝ 485,142円

税率6.3％適用分⑨ C

$$38,205,000円 \times \frac{6.3}{108} = 2,228,625円$$

合計⑨ D

$485,142円 + 2,228,625円 = 2,713,767円$

（注1）保税地域から引き取った課税貨物につき課された又は課されるべき消費税額がある場合は、その税額を「課税貨物に係る消費税額⑩」欄に記載します。なお、課税貨物に係る消費税額について還付を受けた金額がある場合は、その金額を控除した残額を記載します。

（注2）免税事業者が課税事業者となる場合や課税事業者が免税事業者となる場合は、棚卸資産に係る課税仕入れ等の税額の調整が必要です。この場合、加算又は減算すべき棚卸資産に係る課税仕入れ等の税額を「納税義務の免除を受けない（受ける）こととなった場合における消費税額の調整（加算又は減算）額⑪」欄に記載します。

⑦ 「課税売上高が５億円以下、かつ、課税売上割合が95％以上の場合⑬」欄及び「課税売上高が５億円超又は課税売上割合が95％未満の場合⑭～⑰」欄

ア　課税売上高が５億円以下、かつ、課税売上割合が95％以上の場合

　　課税仕入れ等の税額の合計額が全額控除対象となるため、⑫欄の金額をそのまま⑬欄に記載します。

　　設例の場合、課税売上高が５億円以下ですが、課税売上割合が95％未満のため、下記イに該当します。

イ　課税売上高が５億円超又は課税売上割合が95％未満の場合

　a　個別対応方式を採用した場合

　　課税仕入れ等の税額のうち課税売上げにのみ要するものを⑭欄に、課税売上げと非課税売上げに共通して要するものを⑮欄に記載し、⑯欄の計算式に従って計算した金額を同欄に記載します。

税率４％適用分⑭ B

課税仕入れ等の税額のうち課税売上げにのみ要するもの

$$600,000円 \times \frac{4}{105} = 22,857円$$

税率４％適用分⑮ B

課税仕入れ等の税額のうち課税売上げと非課税売上げに共通して要するもの

$$12,135,000円 \times \frac{4}{105} = 462,285円$$

税率４％適用分⑯ B

$$22,857円 + \left(462,285円 \times \frac{課税資産の譲渡等の対価の額}{資産の譲渡等の対価の額}\right) = 203,103円$$

税率6.3％適用分⑭ C

課税仕入れ等の税額のうち課税売上げにのみ要するもの

$1,800,000円 \times \dfrac{6.3}{108} = 105,000円$

税率6.3％適用分⑮ C

課税仕入れ等の税額のうち課税売上げと非課税売上げに共通して要するもの

$36,405,000円 \times \dfrac{6.3}{108} = 2,123,625円$

税率6.3％適用分⑯ C

$105,000円 + \left(2,123,625円 \times \dfrac{課税資産の譲渡等の対価の額}{資産の譲渡等の対価の額}\right) = 933,007円$

合計⑯ D

$203,103円 + 933,007円 = 1,136,110円$ →申告書④へ

 b　一括比例配分方式を採用した場合

⑰欄の計算式に従って計算した金額を同欄に記載します。

税率4％適用分⑰ B

$485,142円 \times \dfrac{課税資産の譲渡等の対価の額}{資産の譲渡等の対価の額} = 189,158円$

税率6.3％適用分⑰ C

$2,228,625円 \times \dfrac{課税資産の譲渡等の対価の額}{資産の譲渡等の対価の額} = 868,947円$

合計⑰ D

$189,158円 + 868,947円 = 1,058,105円$ →申告書④へ

（注）以下、個別対応方式を採用したものとします。

⑧　「差引・控除対象仕入税額⑳」欄

 表示の計算式に従って控除対象仕入税額を計算します。

（注）⑳欄の計算式による計算結果がマイナスの場合には、その金額を「差引・控除過大調整税額㉑」欄に記載するとともに、付表1の「控除過大調整税額③」欄に記載します。

⑨　「貸倒回収に係る消費税額㉒」欄

 前課税期間までに貸倒処理した課税売上げに係る債権を回収した場合、その回収金額に含まれる消費税額を記載します。

(3) 付表1の③欄～⑯欄の記載

① 「控除過大調整税額③」欄

付表2-(2)の㉑欄と㉒欄の合計金額を記載します（設例の場合はありません）。

② 「控除対象仕入税額④」欄

付表2-(2)の⑳欄を記載します。

③ 「返還等対価に係る税額⑤」欄

課税売上げに係る対価の返還等の金額がある場合に、その金額に含まれる税額を記載します。　→申告書⑤へ

(注) 売上金額から売上対価の返還等の金額を直接減額する方法で経理している場合は、この欄に記載する必要はありません。

④ 「貸倒れに係る税額⑥」欄

課税売上げに係る売掛金等のうち、貸倒れとなった金額がある場合に、その金額に含まれる税額を記載します。

税率4％適用分⑥ B

$210,000 円 \times \frac{4}{105} = 8,000 円$

合計⑥ D

8,000円　→申告書⑥へ

⑤ 「控除税額小計⑦」

「控除対象仕入税額④」欄と「返還等対価に係る税額⑤」欄及び「貸倒れに係る税額⑥」欄の合計額を記載します。

税率4％適用分⑦ B

203,103円 + 8,000円 = 211,103円

税率6.3％適用分⑦ C

933,007円

合計⑦ D

211,103円 + 933,007円 = 1,144,110円　→申告書⑦へ

⑥ 「差引税額⑨及び⑫」欄、「譲渡割額　納税額⑮」欄

ア 「差引税額⑨及び⑫」欄

「消費税額②」欄と「控除過大調整税額③」欄の合計から「控除税額小計⑦」欄を引

いた額を記載します。

税率4％適用分⑨⑫B

560,000円 − 211,103円 ＝ 348,897円

税率6.3％適用分⑨⑫C

2,572,479円 − 933,007円 ＝ 1,639,472円

合計⑨⑫D

348,897円 ＋ 1,639,472円 ＝ 1,988,369円　→⑩欄及び⑬欄が

　　　　　　　　　　　　　　　　　　　　マイナスの場合は申告書⑧、⑰へ

　　　　　　　　　　　　　　　　　　　　プラスの場合は申告書⑨、⑱へ

　イ　「譲渡割額　納税額⑮」欄

「差引税額⑫」に一定の割合を乗じた額を記載します。

税率4％適用分⑮B

$348,897円 \times \dfrac{25}{100} = 87,224円$

税率6.3％適用分⑮C

$1,639,472円 \times \dfrac{17}{63} = 442,397円$

合計⑮D

87,224円 ＋ 442,397円 ＝ 529,621円　→⑯欄が

　　　　　　　　　　　　　　　　　　　マイナスの場合は申告書⑲へ

　　　　　　　　　　　　　　　　　　　プラスの場合は申告書⑳へ

3　消費税及び地方消費税の申告書（一般用）の作成

(1)　「この申告書による消費税の税額の計算」欄の記載

①　「課税標準額①」欄

　54,833,000円

②　「消費税額②」欄

　3,132,479円

③　「控除対象仕入税額④」欄

　1,136,110円

④ 「貸倒れに係る税額⑥」欄
　8,000円

⑤ 「控除税額小計⑦」欄
　1,136,110円 ＋ 8,000円 ＝ 1,144,110円

⑥ 「差引税額⑨」
　3,132,479円 － 1,144,110円 ＝ 1,988,300円（100円未満切捨て）

⑦ 「中間納付税額⑩」欄
　中間申告した税額がある場合に、その金額の合計額を記載します。
　700,000円

⑧ 「納付税額⑪」欄
　1,988,300円 － 700,000円 ＝ 1,288,300円

(2) 「この申告書による地方消費税の税額の計算」欄等の記載
① 「差引税額⑱」
　1,988,300円（「差引税額⑨」の金額）

② 「譲渡割額　納税額⑳」
　529,600円（100円未満切捨て）

③ 「中間納付譲渡割額㉑」欄
　中間申告した譲渡割額がある場合に、その合計金額を記載します。
　175,000円

④ 「納付譲渡割額㉒」欄
　529,600円 － 175,000円 ＝ 354,600円

(3) 「消費税及び地方消費税の合計（納付又は還付）税額㉖」欄
　1,288,300円 ＋ 354,600円 ＝ 1,642,900円
　（注）還付となる場合はマイナスを付けて記載します。

【個別対応方式の場合】

GK0302

第27-(1)号様式

平成　年　月　日　　新宿　税務署長殿

- 納税地: 東京都新宿区西新宿1-2-3 （電話番号 03-1234-5678）
- (フリガナ) イリョウホウジンシャダン マルマルカイ Aシカクリニック
- 名称又は屋号: 医療法人社団　○○会　A歯科クリニック
- (フリガナ) Aヤマ　マルオ
- 代表者氏名又は氏名: A山　○雄　㊞
- 経理担当者氏名:

自 平成26年1月1日
至 平成26年12月31日

課税期間分の消費税及び地方消費税の（確定）申告書

平成二十六年四月一日以後終了課税期間分（一般用）

この申告書による消費税の税額の計算

項目	番号	金額
課税標準額	①	54,833,000　03
消費税額	②	3,132,479　06
控除過大調整税額	③	07
控除対象仕入税額	④	1,136,110　08
返還等対価に係る税額	⑤	09
貸倒れに係る税額	⑥	8,000　10
控除税額小計 (④+⑤+⑥)	⑦	1,144,110　11
控除不足還付税額 (⑦-②-③)	⑧	13
差引税額 (②+③-⑦)	⑨	1,988,300　15
中間納付税額	⑩	700,000　16
納付税額 (⑨-⑩)	⑪	1,288,300　17
中間納付還付税額 (⑩-⑨)	⑫	00　18
既確定税額	⑬	19
差引納付税額	⑭	00　20
課税売上割合　課税資産の譲渡等の対価の額	⑮	54,833,333　21
資産の譲渡等の対価の額	⑯	14,063,3333　22

この申告書による地方消費税の税額の計算

項目	番号	金額
地方消費税の課税標準となる消費税額　控除不足還付税額	⑰	51
差引税額	⑱	1,988,300　52
譲渡割額　還付額	⑲	53
納税額	⑳	529,600　54
中間納付譲渡割額	㉑	175,000　55
納付譲渡割額 (⑳-㉑)	㉒	354,600　56
中間納付還付譲渡割額 (㉑-⑳)	㉓	00　57
既確定譲渡割額	㉔	58
差引納付譲渡割額	㉕	00　59
消費税及び地方消費税の合計（納付又は還付）税額	㉖	1,642,900　60

㉖=(⑪+㉒)-(⑫+⑲+㉓)・修正申告の場合㉖=⑭+㉕
㉖が還付税額となる場合はマイナス「-」を付してください。

付記事項・参考事項

- 割賦基準の適用: 有／無○　31
- 延払基準等の適用: 有／無○　32
- 工事進行基準の適用: 有／無○　33
- 現金主義会計の適用: 有／無○　34
- 課税標準額に対する消費税額の計算の特例の適用: 有／無○　35
- 控除税額の計算の方法: 課税売上高5億円超又は課税売上割合95%未満 個別対応方式○／一括比例配分方式　41
- 上記以外　全額控除

基準期間の課税売上高: 55,000,000円

①及び②の内訳

区分	課税標準額	消費税額
3%分	千円	円
4%分	14,000 千円	560,000 円
6.3%分	40,833 千円	2,572,479 円

⑰又は⑱の内訳

区分	地方消費税の課税標準となる消費税額
4%分	348,897 円
6.3%分	1,639,472 円

還付を受けようとする金融機関等: 銀行／金庫・組合／農協・漁協　本店・支店／出張所／本所・支所　預金　口座番号
ゆうちょ銀行の貯金記号番号　-
郵便局名等
※税務署整理欄

税理士署名押印　（電話番号　-　-　）㊞
○ 税理士法第30条の書面提出有
○ 税理士法第33条の2の書面提出有

第3章 設例による消費税申告書の書き方

【個別対応方式の場合】

第28-(4)号様式

付表1　旧・新税率別、消費税額計算表
　　　　兼地方消費税の課税標準となる消費税額計算表　　〔経過措置対象課税資産の譲渡等を含む課税期間用〕　一般

課税期間	26・1・1 ～ 26・12・31	氏名又は名称	医療法人社団　〇〇会　A歯科クリニック

区分		税率3%適用分 A	税率4%適用分 B	税率6.3%適用分 C	合計 D (A+B+C)
課税標準額	①	000	14,000,000	40,833,000	54,833,000
消費税額	②		560,000	2,572,479	3,132,479
控除過大調整税額	③				
控除税額　控除対象仕入税額	④		203,103	933,007	1,136,110
返還等対価に係る税額	⑤				
貸倒れに係る税額	⑥		8,000		8,000
控除税額小計 (④+⑤+⑥)	⑦		211,103	933,007	1,144,110
控除不足還付税額 (⑦-②-③)	⑧				
差引税額 (②+③-⑦)	⑨		348,897	1,639,472	1,988,369
合計差引税額 (⑨-⑧)	⑩				1,988,369
地方消費税の課税標準となる消費税額　控除不足還付税額	⑪				
差引税額	⑫		348,897	1,639,472	1,988,369
合計差引地方消費税の課税標準となる消費税額 (⑫-⑪)	⑬				1,988,369
譲渡割額　還付額	⑭				
納税額	⑮		87,224	442,397	529,621
合計差引譲渡割額 (⑮-⑭)	⑯				529,621

【個別対応方式の場合】

第28-(5)号様式

付表2-(2) 課税売上割合・控除対象仕入税額等の計算表
〔経過措置対象課税資産の譲渡等を含む課税期間用〕

一般

| 課税期間 | 26・1・1～26・12・31 | 氏名又は名称 | 医療法人社団 ○○会
A歯科クリニック |

項目		税率3%適用分 A	税率4%適用分 B	税率6.3%適用分 C	合計 D (A+B+C)
課税売上額（税抜き） ①		円	14,000,000 円	40,833,333 円	54,833,333 円
免税売上額 ②					
非課税資産の輸出等の金額、海外支店等へ移送した資産の価額 ③					
課税資産の譲渡等の対価の額（①＋②＋③） ④					※申告書の⑮欄へ 54,833,333
課税資産の譲渡等の対価の額（④の金額） ⑤					54,833,333
非課税売上額 ⑥					85,800,000
資産の譲渡等の対価の額（⑤＋⑥） ⑦					※申告書の⑯欄へ 140,633,333
課税売上割合（④／⑦）					〔38.99%〕※端数切捨て
課税仕入れに係る支払対価の額（税込み） ⑧			12,735,000	38,205,000	50,940,000
課税仕入れに係る消費税額 ⑨		(⑧A欄×3/103)	(⑧B欄×4/105) 485,142	(⑧C欄×6.3/108) 2,228,625	2,713,767
課税貨物に係る消費税額 ⑩					
納税義務の免除を受けない（受ける）こととなった場合における消費税額の調整（加算又は減算）額 ⑪					
課税仕入れ等の税額の合計額（⑨＋⑩±⑪） ⑫			485,142	2,228,625	2,713,767
課税売上高が5億円以下、かつ、課税売上割合が95%以上の場合 （⑫の金額） ⑬					
課税売上高が5億円超又は課税売上割合が95%未満の場合	個別対応方式	⑫のうち、課税売上げにのみ要するもの ⑭	22,857	105,000	127,857
		⑫のうち、課税売上げと非課税売上げに共通して要するもの ⑮	462,285	2,123,625	2,585,910
		個別対応方式により控除する課税仕入れ等の税額 〔⑭＋（⑮×④／⑦）〕 ⑯	203,103	933,007	1,136,110
	一括比例配分方式により控除する課税仕入れ等の税額 （⑫×④／⑦） ⑰				
控除の税額調整	課税売上割合変動時の調整対象固定資産に係る消費税額の調整（加算又は減算）額 ⑱				
	調整対象固定資産を課税業務用（非課税業務用）に転用した場合の調整（加算又は減算）額 ⑲				
差引	控除対象仕入税額〔（⑬、⑯又は⑰の金額）±⑱±⑲〕がプラスの時 ⑳	※付表1の④A欄へ	※付表1の④B欄へ 203,103	※付表1の④C欄へ 933,007	1,136,110
	控除過大調整税額〔（⑬、⑯又は⑰の金額）±⑱±⑲〕がマイナスの時 ㉑	※付表1の③A欄へ	※付表1の③B欄へ	※付表1の③C欄へ	
貸倒回収に係る消費税額 ㉒		※付表1の③A欄へ	※付表1の③B欄へ	※付表1の③C欄へ	

注意 金額の計算においては、1円未満の端数を切り捨てる。

第3章 設例による消費税申告書の書き方

【一括比例配分方式の場合】

第27-(1)号様式

新宿 税務署長殿

平成 年 月 日

納税地: 東京都新宿区西新宿1-2-3
電話番号 03-1234-5678

(フリガナ) イリョウホウジンシャダン マルマルカイ Aシカクリニック
名称又は屋号: 医療法人社団 ○○会 A歯科クリニック

(フリガナ) Aヤマ マルオ
代表者氏名又は氏名: A山 ○雄 ㊞

経理担当者氏名:

自 平成26年1月1日
至 平成26年12月31日

課税期間分の消費税及び地方消費税の(確定)申告書

平成二十六年四月一日以後終了課税期間分(一般用)

GK0302

この申告書による消費税の税額の計算

① 課税標準額	54,833,000
② 消費税額	3,132,479
③ 控除過大調整税額	
④ 控除対象仕入税額	1,058,105
⑤ 返還等対価に係る税額	
⑥ 貸倒れに係る税額	8,000
⑦ 控除税額小計 (④+⑤+⑥)	1,066,105
⑧ 控除不足還付税額 (⑦-②-③)	
⑨ 差引税額 (②+③-⑦)	2,066,300
⑩ 中間納付税額	700,000
⑪ 納付税額 (⑨-⑩)	1,366,300
⑫ 中間納付還付税額 (⑩-⑨)	00
⑬ 既確定税額 (この申告書が修正申告である場合)	
⑭ 差引納付税額	00
⑮ 課税売上 課税資産の譲渡等の対価の額	54,833,333
⑯ 割合 資産の譲渡等の対価の額	140,633,333

この申告書による地方消費税の税額の計算

⑰ 地方消費税の課税標準となる消費税額 控除不足還付税額	
⑱ 差引税額	2,066,300
⑲ 譲渡割額 還付額	
⑳ 納税額	550,300
㉑ 中間納付譲渡割額	175,000
㉒ 納付譲渡割額 (⑳-㉑)	375,300
㉓ 中間納付還付譲渡割額	00
㉔ 既確定譲渡割額 (この申告書が修正申告である場合)	
㉕ 差引納付譲渡割額	00
㉖ 消費税及び地方消費税の合計(納付又は還付)税額	1,741,600

付記事項・参考事項

項目	有/無
割賦基準の適用	無
延払基準等の適用	無
工事進行基準の適用	無
現金主義会計の適用	無
課税標準額に対する消費税額の計算の特例の適用	無

控除税額計算の方法:
- 課税売上高5億円超又は課税売上割合95%未満: 一括比例配分方式 ○
- 上記以外: 全額控除

基準期間の課税売上高: 55,000,000円

①及び②の内訳

区分	課税標準額	消費税額
3%分	千円	円
4%分	14,000千円	560,000円
6.3%分	40,833千円	2,572,479円

⑰又は⑱の内訳

区分	地方消費税の課税標準となる消費税額
4%分	362,842円
6.3%分	1,703,532円

税理士署名押印:
○ 税理士法第30条の書面提出有

㉖=(⑪+㉒)-(⑧+⑫+㉓)・修正申告の場合㉖=⑭+㉕
㉖が還付税額となる場合はマイナス「-」を付してください。

【一括比例配分方式の場合】

第28-(4)号様式

付表1　旧・新税率別、消費税額計算表
　　　　兼地方消費税の課税標準となる消費税額計算表　　〔経過措置対象課税資産の譲渡等を含む課税期間用〕　　一般

課税期間	26・1・1～26・12・31	氏名又は名称	医療法人社団　○○会　A歯科クリニック

区分	税率3%適用分 A	税率4%適用分 B	税率6.3%適用分 C	合計 D (A+B+C)
課税標準額 ①	000 円	14,000,000 円	40,833,000 円	54,833,000 円 ※申告書の①欄へ
消費税額 ②		560,000	2,572,479	3,132,479 ※申告書の②欄へ
控除過大調整税額 ③	(付表2-(2)の㉑・㉒A欄の合計金額)	(付表2-(2)の㉑・㉒B欄の合計金額)	(付表2-(2)の㉑・㉒C欄の合計金額)	※申告書の③欄へ
控除税額　控除対象仕入税額 ④	(付表2-(2)の㉔A欄の金額)	(付表2-(2)の㉔B欄の金額) 189,158	(付表2-(2)の㉔C欄の金額) 868,947	1,058,105 ※申告書の④欄へ
返還等対価に係る税額 ⑤				※申告書の⑤欄へ
貸倒れに係る税額 ⑥		8,000		8,000 ※申告書の⑥欄へ
控除税額小計 (④+⑤+⑥) ⑦		197,158	868,947	1,066,105 ※申告書の⑦欄へ
控除不足還付税額 (⑦-②-③) ⑧		※⑪B欄へ	※⑪C欄へ	
差引税額 (②+③-⑦) ⑨		※⑫B欄へ 362,842	※⑫C欄へ 1,703,532	2,066,374
合計差引税額 (⑨-⑧) ⑩				2,066,374 ※マイナスの場合は申告書⑧欄へ ※プラスの場合は申告書⑨欄へ
地方消費税の課税標準　控除不足還付税額 ⑪		(⑧B欄の金額)	(⑧C欄の金額)	
差引税額 ⑫		(⑨B欄の金額) 362,842	(⑨C欄の金額) 1,703,532	2,066,374
合計差引地方消費税の課税標準となる消費税額 (⑫-⑪) ⑬				2,066,374 ※マイナスの場合は申告書⑰欄へ ※プラスの場合は申告書⑱欄へ
譲渡割額　還付額 ⑭		(⑪B欄×25/100)	(⑪C欄×17/63)	
納税額 ⑮		(⑫B欄×25/100) 90,710	(⑫C欄×17/63) 459,683	550,393
合計差引譲渡割額 (⑮-⑭) ⑯				550,393 ※マイナスの場合は申告書㉑欄へ ※プラスの場合は申告書㉒欄へ

【一括比例配分方式の場合】

第28-(5)号様式

付表2-(2) 課税売上割合・控除対象仕入税額等の計算表
[経過措置対象課税資産の譲渡等を含む課税期間用]

一般

課税期間	26・1・1～26・12・31	氏名又は名称	医療法人社団　○○会　A歯科クリニック

項目		税率3%適用分 A	税率4%適用分 B	税率6.3%適用分 C	合計 D (A+B+C)
課税売上額（税抜き）	①	円	14,000,000 円	40,833,333 円	54,833,333 円
免税売上額	②				
非課税資産の輸出等の金額、海外支店等へ移送した資産の価額	③				
課税資産の譲渡等の対価の額（①＋②＋③）	④				54,833,333 ※申告書の⑮欄へ
課税資産の譲渡等の対価の額（④の金額）	⑤				54,833,333
非課税売上額	⑥				85,800,000
資産の譲渡等の対価の額（⑤＋⑥）	⑦				140,633,333 ※申告書の⑯欄へ
課税売上割合（④／⑦）					〔38.99%〕※端数切捨て
課税仕入れに係る支払対価の額（税込み）	⑧		12,735,000	38,205,000	50,940,000
課税仕入れに係る消費税額	⑨	(⑧A欄×3/103)	(⑧B欄×4/105) 485,142	(⑧C欄×6.3/108) 2,228,625	2,713,767
課税貨物に係る消費税額	⑩				
納税義務の免除を受けない（受ける）こととなった場合における消費税額の調整（加算又は減算）額	⑪				
課税仕入れ等の税額の合計額（⑨＋⑩±⑪）	⑫		485,142	2,228,625	2,713,767
課税売上高が5億円以下、かつ、課税売上割合が95％以上の場合 （⑫の金額）	⑬				
課税売上高が5億円超又は課税売上割合が95%未満の場合／個別対応方式／⑫のうち、課税売上げにのみ要するもの	⑭				
⑫のうち、課税売上げと非課税売上げに共通して要するもの	⑮				
個別対応方式により控除する課税仕入れ等の税額〔⑭＋(⑮×④／⑦)〕	⑯				
一括比例配分方式により控除する課税仕入れ等の税額　（⑫×④／⑦）	⑰		189,158	868,947	1,058,105
控除税額の調整／課税売上割合変動時の調整対象固定資産に係る消費税額の調整（加算又は減算）額	⑱				
調整対象固定資産を課税業務用（非課税業務用）に転用した場合の調整（加算又は減算）額	⑲				
差引／控除対象仕入税額〔(⑬、⑯又は⑰の金額)±⑱±⑲〕がプラスの時	⑳	※付表1の④A欄へ	※付表1の④B欄へ 189,158	※付表1の④C欄へ 868,947	1,058,105
控除過大調整税額〔(⑬、⑯又は⑰の金額)±⑱±⑲〕がマイナスの時	㉑	※付表1の③A欄へ	※付表1の③B欄へ	※付表1の③C欄へ	
貸倒回収に係る消費税額	㉒	※付表1の③A欄へ	※付表1の③B欄へ	※付表1の③C欄へ	

注意　金額の計算においては、1円未満の端数を切り捨てる。

第2節　還付申告

1　課税売上げ等の金額の区分

〈設例〉

　医療法人社団○○会　B歯科クリニックの当課税期間（平成26年1月1日～平成26年12月31日）の課税標準額、消費税額及び控除対象仕入税額は次のとおりです。

　（前提）控除税額の計算方法：全額控除、中間納付税額なし。

項目	課税期間の合計金額	うち税率4％適用分	うち税率6.3％適用分
1　課税期間中の売上高	円	円	円
(1)　課税売上高（税込み）	58,800,000	14,700,000	44,100,000
(2)　免税売上高	0	—	—
(3)　非課税売上高	2,000,000	—	—
2　売上対価の返還等の金額 　　（課税売上げに係るもの（税込み））	—	—	—
3　課税期間中の課税仕入れの金額 　　（税込み）	103,440,000	65,235,000	38,205,000
4　仕入対価の返還等の金額 　　（課税仕入れに係るもの（税込み））	—	—	—
5　貸倒処理した金額（税込み）	210,000	210,000	—
6　中間納付消費税額	0	—	—
7　中間納付地方消費税額	0	—	—

2　付表1及び付表2-(2)の作成

(1)　付表1の「課税標準額①」欄、「消費税額②」欄の記載

①　「課税標準額①」欄

　第1節と同じ。

②　「消費税額②」欄

　第1節と同じ。

③　「控除対象仕入税額④」欄

　この欄は付表2-(2)から転記しますので、ここで付表2-(2)を作成します。

(2) 付表2－(2)の作成

第1節参照。

(3) 付表1の③欄～⑯欄の記載

① 「控除対象仕入税額④」欄

付表2－(2)の⑳欄を記載します。

付表2－(2) 税率4％適用分⑳ B

2,485,142円 → 付表1 税率4％適用分④ B へ

付表2－(2) 税率6.3％適用分⑳ C

2,228,625円 → 付表1 税率6.3％適用分④ C へ

付表2－(2) 合計⑳ D

2,485,142円 ＋ 2,228,625円 ＝ 4,713,767円 →付表1 合計④ D へ

→申告書④へ

② 「貸倒れに係る税額⑥」欄

第1節と同じ。

③ 「控除税額小計⑦」

税率4％適用分⑦ B

2,485,142円 ＋ 8,000円 ＝ 2,493,142円

税率6.3％適用分⑦ C

2,228,625円

合計⑦ D

2,493,142円 ＋ 2,228,625円 ＝ 4,721,767円 →申告書⑦へ

④ 「控除不足還付税額⑧及び⑪」欄、「譲渡割額 還付額⑭」欄

ア 「控除不足還付税額⑧及び⑪」欄

税率4％適用分⑧⑪ B

2,493,142円 － 560,000円 ＝ 1,933,142円

合計⑧⑪ D

1,933,142円

イ 「譲渡割額 還付額⑭」欄

税率4％適用分⑭ B

$1,933,142円 \times \dfrac{25}{100} = 483,285円$

合計⑭ D

　483,285円

⑤ 「差引税額⑨及び⑫」欄、「譲渡割額　納税額⑮」欄

　ア 「差引税額⑨及び⑫」欄

　　税率4％適用分⑨⑫ B

　　2,572,479円 － 2,228,625円 ＝ 343,854円

　　合計⑨⑫ D

　　343,854円

　イ 「譲渡割額　納税額⑮」欄

　　税率6.3％適用分⑮ C

　　343,854円 × $\frac{17}{63}$ ＝ 92,786円

　　合計⑮ D

　　92,786円

⑥ 「合計差引税額⑩」及び「合計差引地方消費税の課税標準となる消費税額⑬」

　343,854円 － 1,933,142円 ＝ －1,589,288円　→申告書⑧⑰へ

⑦ 「合計差引譲渡割額⑯」

　92,786円 － 483,285円 ＝ －390,499円　→申告書⑲へ

3　消費税及び地方消費税の申告書（一般用）の作成

　申告書には「消費税の還付申告に関する明細書」（下記4参照）を添付します。

(1) 「この申告書による消費税の税額の計算」欄の記載

① 「課税標準額①」欄

　54,833,000円

② 「消費税額②」欄

　3,132,479円

③ 「控除対象仕入税額④」欄

　4,713,767円

④ 「貸倒れに係る税額⑥」欄

　8,000円

⑤ 「控除税額小計⑦」欄

　4,713,767円 ＋ 8,000円 ＝ 4,721,767円

⑥ 「控除不足還付税額⑧」

　4,721,767円 － 3,132,479円 ＝ 1,589,288円

(2) 「この申告書による地方消費税の税額の計算」欄の記載

① 「控除不足還付税額⑰」

　1,589,288円（「控除不足還付税額⑧」の金額）

② 「譲渡割額還付額⑲」

　390,499円

(3) 「消費税及び地方消費税の合計（納付又は還付）税額㉖」欄

　1,589,288円 ＋ 390,499円 ＝ 1,979,787円

　（注）還付となる場合はマイナスを付けて記載します。

4　消費税の還付申告に関する明細書の作成

　金額は1,000円単位（1,000円未満切捨て）で記載します。また、採用している経理方式により、「取引金額等」欄、「㋐　決算額」欄及び「㋑　資産の取得価額」欄の（税込・税抜）のいずれかを○で囲みます。

(1) 「課税期間」欄、「所在地」欄及び「名称」欄

　還付申告書に記載した課税期間、納税地及び法人名を記載します。

(2) 「還付申告となった主な理由」欄

　還付申告となった主な理由に○印を付します。

　その他に該当する場合には、還付の理由を簡潔に記載します。

　（例）期末に多額の棚卸資産を購入したため。

(3) 「課税売上げ等に係る事項」欄
① 「主な課税資産の譲渡等」欄
　ア　当課税期間中の課税資産の譲渡等のうち、取引金額（税抜価額）が100万円以上の取引を上位10番目まで記載します（課税資産の譲渡等のうち輸出取引等の免税取引は②に記載します）。なお、非課税取引の記載は不要です。
　　（注）継続的に課税資産の譲渡等を行っている取引先のものについては、当課税期間分の取引金額をまとめて記載します。「取引金額等」欄にはその合計額を記載し、「譲渡年月日等」欄には「継続」と記載します。

　イ　「資産の種類等」欄
　（例）　商品を販売した場合……「機械用部品」、「建設機械」等
　　　　事務所用賃貸物件の貸付けの場合……「事務所貸付け」
　　　　売上げ対価の返還の場合……「対価の返還」
　　　　課税資産の譲渡等に伴う貸倒れ……「貸倒れ」

② 「主な輸出取引等の明細」欄
　ア　当課税期間中の課税資産の譲渡等のうち、取引金額総額の上位10番目までのものを記載します（輸出取引等の免税取引に限ります）。
　イ　「主な取引商品等」欄
　　（例）　商品を輸出した場合……「機械用部品」、「建設機械」等
　　　　　非居住者に対する著作権等の貸付けの場合……「著作権等の貸付け」
　ウ　「所轄税関（支署）名」欄
　　同一取引先について複数の税関を利用している場合は、主な所轄税関（支署）名を記載します。
　エ　「主な金融機関」欄
　　輸出取引等に利用する金融機関のうち主なものを記載します。
　オ　「主な通関業者」欄
　　輸出取引等に利用する通関業者のうち主なものを記載します。

(4) 「課税仕入れに係る事項」欄
① 「仕入金額等の明細」欄
　ア　申告書付表2又は付表2－(2)の「課税仕入れ等の税額の合計額⑫」欄の計算の基礎となった金額の明細を記載します。
　イ　「損益科目」の「㋐　決算額」欄
　　損益計算書等から科目の区分に応じて記載します。
　　「商品仕入高等①」欄には、当課税期間中の商品仕入高及び製造原価に含まれる当課

税期間中の課税仕入れを記載します。

ウ 「資産科目」の「㋑ 資産の取得価額」欄

貸借対照表等から当課税期間中に取得した資産の取得価額を科目の区分に応じて記載します。なお、棚卸資産、有価証券及び金銭債権等の記載は不要です。

エ 「損益科目」及び「資産科目」の「㋺ ㋑のうち課税仕入れにならないもの」欄

「㋑ 決算額」欄及び「㋑ 資産の取得価額」欄のうち、課税仕入れとはならない金額（非課税、免税及び不課税の仕入れ等）を記載します。

オ 保税地域から引き取った課税貨物の金額は、「㋑ 決算額」欄及び「㋑ 資産の取得価額」欄に含めて記載すると同時に、「㋺ ㋑のうち課税仕入れにならないもの」欄にも記載します。

カ 「課税仕入れ等の税額の合計額⑩」欄

「課税仕入高」欄の⑤欄と⑨欄の合計額に対する消費税額及び保税地域からの引取りに係る課税貨物につき課された（又は課されるべき）消費税額の合計額を記載します。

この金額は、消費税法第36条《納税義務の免除を受けないこととなった場合等の棚卸資産に係る消費税額の調整》の規定の適用がある場合を除き、申告書付表2又は付表2-(2)の「課税仕入れ等の税額の合計額⑫」欄の金額と一致します（課税仕入れに係る消費税額は、値引き、割戻し、割引きなど仕入対価の返還等の金額がある場合には、その返還等の金額に係る消費税額を控除した後の金額を記載します）。

② 「主な棚卸資産・原材料等の取得」欄

ア 明細書の3(1)「仕入金額等の明細」欄の損益科目の「(㋑-㋺) 課税仕入高」欄に記載した棚卸資産及び原材料等の取得のうち、取引金額（税抜価額）が100万円以上のものについて、上位5番目まで記載します。

(注) 継続的に課税資産の取得を行っている取引先のものについては、当課税期間分の取引金額をまとめて記載します。「取引金額等」欄にはその合計額を記載し、「取得年月日等」欄には「継続」と記載します。

イ 「資産の種類等」欄

(例) 棚卸資産や原材料を取得した場合……「機械用部品」、「製品原料」等

外注費等の役務の提供の対価を支払った場合……「下請加工」、「支払手数料」等

③ 「主な固定資産等の取得」欄

ア この欄には、明細書の3(1)「仕入金額等の明細」欄の資産科目の「(㋑-㋺) 課税仕入高」欄に記載した固定資産等の取得のうち、1件当たりの取引金額（税抜価額）が100万円以上のものについて、上位10番目まで記載します。

イ 「資産の種類等」欄

取得した資産について、その資産の種類を記載します。

(例) 「建物」(店舗の改装等を含む)

　　　「車両」

(5) 「当課税期間中の特殊事情」欄

当課税期間中の顕著な増減事項等及びその理由を記載します。

(例) 「多額の設備投資を行った。」

　　　「多額の売上対価の返還等が発生した。」

　　　「多額の貸倒損失が発生した。」

第3章 設例による消費税申告書の書き方

【還付申告の場合】

第27-(1)号様式　　　　　　　　　　　　　　　　　　GK0302

平成　年　月　日　　新宿　税務署長殿

納税地　東京都新宿区西新宿1-2-3
（電話番号　03-1234-5678）
（フリガナ）イリョウホウジンシャダン マルマルカイ Bシカクリニック
名称又は屋号　医療法人社団 ○○会　B歯科クリニック
（フリガナ）Bカワ マルオ
代表者氏名又は氏名　B川 ○男
経理担当者氏名

自 平成 26年 1月 1日
至 平成 26年12月31日
課税期間分の消費税及び地方消費税の（確定）申告書

平成二十六年四月一日以後終了課税期間分（一般用）

この申告書による消費税の税額の計算

① 課税標準額	54,833,000　03
② 消費税額	3,132,479　06
③ 控除過大調整税額	07
④ 控除対象仕入税額	4,713,767　08
⑤ 返還等対価に係る税額	09
⑥ 貸倒れに係る税額	8,000　10
⑦ 控除税額小計（④+⑤+⑥）	4,721,767　12
⑧ 控除不足還付税額（⑦-②-③）	1,589,288　13
⑨ 差引税額（②+③-⑦）	00　15
⑩ 中間納付税額	00　16
⑪ 納付税額（⑨-⑩）	00　17
⑫ 中間納付還付税額（⑩-⑨）	00　18
⑬ 既確定税額	19
⑭ 差引納付税額	00　20
⑮ 課税売上割合　課税資産の譲渡等の対価の額	54,833,333　21
⑯ 資産の譲渡等の対価の額	56,833,333　22

この申告書による地方消費税の税額の計算

⑰ 控除不足還付税額	1,589,288　51
⑱ 差引税額	00　52
⑲ 譲渡割額 還付額	390,499　53
⑳ 納税額	00　54
㉑ 中間納付譲渡割額	55
㉒ 納付譲渡割額（⑳-㉑）	00　56
㉓ 中間納付還付譲渡割額（㉑-⑳）	00　57
㉔ 既確定譲渡割額	58
㉕ 差引納付譲渡割額	00　59
㉖ 消費税及び地方消費税の合計（納付又は還付）税額	-1,979,787　60

㉖=（⑪+㉒）-（⑧+⑫+⑲+㉓）・修正申告の場合㉖=⑭+㉕
㉖が還付税額となる場合はマイナス「-」を付してください。

付記事項・参考事項

項目	有/無
割賦基準の適用	有 / ○無　31
延払基準等の適用	有 / ○無　32
工事進行基準の適用	有 / ○無　33
現金主義会計の適用	有 / ○無　34
課税標準額に対する消費税額の計算の特例の適用	有 / ○無　35

控除税額計算の方法
課税売上高5億円超又は課税売上割合95%未満：個別対応方式／一括比例配分方式
上記以外：○全額控除　41

基準期間の課税売上高　55,000,000円

区分	課税標準額	消費税額
3%分	千円	円
4%分	14,000 千円	560,000
6.3%分	40,833 千円	2,572,479

⑰又は⑱の内訳　地方消費税の課税標準となる消費税額
区分	金額
4%分	-1,933,142 円
6.3%分	343,854 円

還付を受けようとする金融機関等
銀行　本店・支店
金庫・組合　出張所
農協・漁協　本所・支所
預金　口座番号
ゆうちょ銀行の貯金記号番号
郵便局名等

※税務署整理欄

税理士署名押印（電話番号　-　-　）

○ 税理士法第30条の書面提出有
○ 税理士法第33条の2の書面提出有

【還付申告の場合】

第28-(4)号様式

付表1　旧・新税率別、消費税額計算表
　　　　兼地方消費税の課税標準となる消費税額計算表

（経過措置対象課税資産の譲渡等を含む課税期間用）　一般

課税期間	26・1・1～26・12・31	氏名又は名称	医療法人社団　○○会　B歯科クリニック

区　分		税率3%適用分 A	税率4%適用分 B	税率6.3%適用分 C	合計 D (A+B+C)
課税標準額	①	000	14,000,000	40,833,000	54,833,000
消費税額	②		560,000	2,572,479	3,132,479
控除過大調整税額	③				
控除税額　控除対象仕入税額	④		2,485,142	2,228,625	4,713,767
返還等対価に係る税額	⑤				
貸倒れに係る税額	⑥		8,000		8,000
控除税額小計 (④+⑤+⑥)	⑦		2,493,142	2,228,625	4,721,767
控除不足還付税額 (⑦-②-③)	⑧		1,933,142		1,933,142
差引税額 (②+③-⑦)	⑨			343,854	343,854
合計差引税額 (⑨-⑧)	⑩				-1,589,288
地方消費税の課税標準　控除不足還付税額	⑪		1,933,142		1,933,142
差引税額	⑫			343,854	343,854
合計差引地方消費税の課税標準となる消費税額 (⑫-⑪)	⑬				-1,589,288
譲渡割額　還付額	⑭		483,285		483,285
納税額	⑮			92,786	92,786
合計差引譲渡割額 (⑮-⑭)	⑯				-390,499

142

第3章 設例による消費税申告書の書き方

【還付申告の場合】

第28-(5)号様式

付表2-(2) 課税売上割合・控除対象仕入税額等の計算表
〔経過措置対象課税資産の譲渡等を含む課税期間用〕

一般

課税期間	26・1・1～26・12・31	氏名又は名称	医療法人社団 ○○会 B歯科クリニック

項目		税率3％適用分 A	税率4％適用分 B	税率6.3％適用分 C	合計 D (A+B+C)
課税売上額（税抜き）	①	円	14,000,000	40,833,333	54,833,333
免税売上額	②				
非課税資産の輸出等の金額、海外支店等へ移送した資産の価額	③				
課税資産の譲渡等の対価の額（①＋②＋③）	④				54,833,333 ※申告書の⑮欄へ
課税資産の譲渡等の対価の額（④の金額）	⑤				54,833,333
非課税売上額	⑥				2,000,000
資産の譲渡等の対価の額（⑤＋⑥）	⑦				56,833,333 ※申告書の⑯欄へ
課税売上割合（④／⑦）					〔96.48％〕※端数切捨て
課税仕入れに係る支払対価の額（税込み）	⑧		65,235,000	38,205,000	103,440,000
課税仕入れに係る消費税額	⑨	(⑧A欄×3/103)	(⑧B欄×4/105) 2,485,142	(⑧C欄×6.3/108) 2,228,625	4,713,767
課税貨物に係る消費税額	⑩				
納税義務の免除を受けない（受ける）こととなった場合における消費税額の調整（加算又は減算）額	⑪				
課税仕入れ等の税額の合計額（⑨＋⑩±⑪）	⑫		2,485,142	2,228,625	4,713,767
課税売上高が5億円以下、かつ、課税売上割合が95％以上の場合（⑫の金額）	⑬		2,485,142	2,228,625	4,713,767
課税売上高が5億円超又は課税売上割合が95％未満の場合 個別対応方式	⑫のうち、課税売上げにのみ要するもの	⑭				
	⑫のうち、課税売上げと非課税売上げに共通して要するもの	⑮				
	個別対応方式により控除する課税仕入れ等の税額〔⑭＋（⑮×④／⑦）〕	⑯				
一括比例配分方式により控除する課税仕入れ等の税額（⑫×④／⑦）	⑰				
控除の税額調整	課税売上割合変動時の調整対象固定資産に係る消費税額の調整（加算又は減算）額	⑱				
	調整対象固定資産を課税業務用（非課税業務用）に転用した場合の調整（加算又は減算）額	⑲				
差引	控除対象仕入税額〔（⑬、⑯又は⑰の金額）±⑱±⑲〕がプラスの時	⑳	※付表1の④A欄へ	※付表1の④B欄へ 2,485,142	※付表1の④C欄へ 2,228,625	4,713,767
	控除過大調整税額〔（⑬、⑯又は⑰の金額）±⑱±⑲〕がマイナスの時	㉑	※付表1の③A欄へ	※付表1の③B欄へ	※付表1の③C欄へ	
貸倒回収に係る消費税額	㉒	※付表1の③A欄へ	※付表1の③B欄へ	※付表1の③C欄へ	

注意　金額の計算においては、1円未満の端数を切り捨てる。

【還付申告の場合】

第28-(9)号様式

消費税の還付申告に関する明細書 (法人用)

課税期間	26・1・1～26・12・31	所在地	東京都新宿区西新宿1-2-3
		名　称	医療法人社団　○○会　B歯科クリニック

1 還付申告となった主な理由（該当する事項に〇印を付してください。）

	輸出等の免税取引の割合が高い	その他	
〇	設備投資（高額な固定資産の購入等）		

2 課税売上げ等に係る事項

(1) 主な課税資産の譲渡等（取引金額が100万円以上の取引を上位10番目まで記載してください。）　単位：千円

資産の種類等	譲渡年月日等	取引金額等（税込・⦅税抜⦆）	取引先の氏名（名称）	取引先の住所（所在地）
自由診療収入	継・続・	52,595		
雑収入	継・続・	2,238		
	・・			
	・・			
	・・			
	・・			
	・・			
	・・			
	・・			
	・・			

※ 継続的に課税資産の譲渡等を行っている取引先のものについては、当課税期間分をまとめて記載してください。その場合、譲渡年月日等欄に「継続」と記載してください。輸出取引等は(2)に記載してください。

(2) 主な輸出取引等の明細（取引金額総額の上位10番目まで記載してください。）　単位：千円

取引先の氏名（名称）	取引先の住所（所在地）	取引金額	主な取引商品等	所轄税関（支署）名

輸出取引等に利用する	主な金融機関		銀　行　金庫・組合　農協・漁協　預金　口座番号		本店・支店　出張所　本所・支所
	主な通関業者	氏名（名称）			
		住所（所在地）			

(1／2)

【還付申告の場合】

3 課税仕入れに係る事項
(1) 仕入金額等の明細　　　　　　　　　　　　　　　　　　　　　　　　単位：千円

区分			㋑ 決算額 (税込・税抜)	㋺ ㋑のうち課税仕入れにならないもの	(㋑−㋺) 課税仕入高
損益科目	商品仕入高等	①	25,122		25,122
	販売費・一般管理費	②	97,580	75,200	22,380
	営業外費用	③	2,400	2,400	
	その他	④			
	小計	⑤	125,102	77,600	47,502

区分			㋑ 資産の取得価額 (税込・税抜)	㋺ ㋑のうち課税仕入れにならないもの	(㋑−㋺) 課税仕入高
資産科目	固定資産	⑥	50,000		50,000
	繰延資産	⑦			
	その他	⑧			
	小計	⑨	50,000		50,000
課税仕入れ等の税額の合計額		⑩	⑤+⑨の金額に対する消費税額		4,713

(2) 主な棚卸資産・原材料等の取得（取引金額が100万円以上の取引を上位5番目まで記載してください。）　単位：千円

資産の種類等	取得年月日等	取引金額等 (税込・税抜)	取引先の氏名（名称）	取引先の住所（所在地）
	・　・			
	・　・			
	・　・			
	・　・			
	・　・			

※ 継続的に課税資産の取得を行っている取引先のものについては、当課税期間分をまとめて記載してください。
その場合取得年月日等欄に「継続」と記載してください。

(3) 主な固定資産等の取得（1件当たりの取引金額が100万円以上の取引を上位10番目まで記載してください。）　単位：千円

資産の種類等	取得年月日等	取引金額等 (税込・税抜)	取引先の氏名（名称）	取引先の住所（所在地）
建物	26・4・1	50,000	○○ホーム	新宿区東新宿1-2-3
	・　・			
	・　・			
	・　・			
	・　・			
	・　・			
	・　・			
	・　・			
	・　・			

4 当課税期間中の特殊事情（顕著な増減事項等及びその理由を記載してください。）

(2／2)

第3節　簡易課税

1　簡易課税制度の選択

　基準期間における課税売上高が5,000万円以下で、かつ、前課税期間末までに「消費税簡易課税制度選択届出書」を提出している事業者は、簡易課税制度の適用を受けることができます。(**第1章**52ページ参照)

2　簡易課税制度の事業区分　(**第1章**52ページ参照)

(1) 簡易課税のみなし仕入率

　簡易課税制度においては、事業区分によってみなし仕入率が異なります。その事業区分ごとに、それぞれの事業の課税売上高に対し、各みなし仕入率を適用して仕入控除税額を計算します。

事業区分	みなし仕入率
第一種事業	90%
第二種事業	80%
第三種事業	70%
第四種事業	60%
第五種事業	50%

(2) 簡易課税制度のみなし仕入れ率に関する改正

　原則として平成27年4月1日以後に開始する課税期間から、次のとおり改正されます。

事業の種類		みなし仕入率【改正前】	みなし仕入率【改正後】
その他の事業	飲食店業、その他の事業	60%（第四種）	60%（第四種）
	金融業及び保険業		50%（第五種）
サービス業等	運輸通信業、サービス業（飲食店業を除く）	50%（第五種）	50%（第五種）
	不動産業		40%（第六種）

3 事例による申告書等の書き方

医療法人社団○○会
◇課税期間　平成26年4月1日～平成27年3月31日
◇簡易課税制度を選択
◇基準期間の課税売上高（税抜き）10,476,190円

収　　入			金額（円）
課税売上げ	4％適用分	自由診療	2,000,000
	6.3％適用分	自由診療 歯ブラシ等売上げ	10,000,000 240,000
非課税売上げ		保険診療等	25,000,000
収入合計			37,240,000
売上対価の返還等の金額	6.3％適用分	自由診療	30,000
貸倒処理した金額	6.3％適用分		20,000
貸倒回収金額	6.3％適用分		10,000
消費税の中間納付税額			0
地方消費税の中間納付税額			0

※　金額はすべて税込金額とします。

(1) 課税売上げ等の金額の区分

　まず、課税期間中の売上高を、課税売上高、免税売上高及び非課税売上高に区分します。
　次に、課税売上高を第一種事業から第五種事業の種類ごとに区分します。
　また、平成26年4月1日以後の取引（経過措置により旧税率が適用される取引を除きます）については、税率6.3％の消費税とともに地方消費税が課されるため、事業の種類別の取引に適用される税率ごとにそれぞれ区分します。

(注1)　事業者が行う事業が第一種事業から第五種事業までのいずれに該当するかの判定は、原則としてその事業者が行う課税資産の譲渡等ごとに行います。
(注2)　事業区分をしていない場合、その区分していない課税売上げについては、区分していない事業のうち、みなし仕入率が最も低い事業に係る課税売上げとして計算します。

① 課税売上高（税込み）

　歯ブラシ等売上げ　→　第二種事業　　（6.3％適用分）　　240,000円
　自由診療　→　第五種事業　　　　　　（4％適用分）　　2,000,000円
　　　　　　　　　　　　　　　　　　　（6.3％適用分）　10,000,000円

② 非課税売上高　　25,000,000円

(2) 付表4の作成
① 「課税標準額①」欄
　税率4％適用分① B

　$2,000,000円 \times \dfrac{100}{105} = 1,904,761円 \Rightarrow 1,904,000円（1,000円未満切捨て）$

　税率6.3％適用分① C

　$10,240,000円 \times \dfrac{100}{108} = 9,481,481円 \Rightarrow 9,481,000円（1,000円未満切捨て）$

　合計① D

　$1,904,000円 + 9,481,000円 = 11,385,000円 \rightarrow$　申告書①へ転記

② 「消費税額②」欄
　税率4％適用分② B
　$1,904,000円 \times 4\% = 76,160円 \rightarrow$　付表5－(2)① Bへ転記
　税率6.3％適用分② C
　$9,481,000円 \times 6.3\% = 597,303円 \rightarrow$　付表5－(2)① Cへ転記
　合計② D
　$76,160円 + 597,303円 = 673,463円 \rightarrow$　付表5－(2)① D、申告書②へ転記

③ 「貸倒回収に係る消費税額③」欄
　前課税期間までに貸倒処理した課税売上げに係る債権を回収した場合に、その回収金額に含まれる消費税額を記載します。

　税率6.3％適用分③ C

　$10,000円 \times \dfrac{6.3}{108} = 583円$（1円未満切捨て） $\rightarrow$　付表5－(2)② Cへ転記

　合計③ D

　583円 $\rightarrow$　付表5－(2)② D、申告書③へ転記

④ 「返還等対価に係る税額⑤」欄
　課税売上げに係る対価の返還等の金額がある場合に、その金額に含まれる税額を記載します。

第3章 設例による消費税申告書の書き方

税率6.3%適用分⑤ C

30,000円 × $\frac{6.3}{108}$ = 1,750円（1円未満切捨て） → 付表5－(2)③Cへ転記

合計⑤ D

1,750円 → 付表5－(2)③D、申告書⑤へ転記

(注) 売上金額から売上対価の返還等の金額を直接減額する方法により経理している場合は、この欄に記載する必要はありません。

⑤ 「貸倒れに係る税額⑥」欄

課税売上げに係る売掛金等のうち、貸倒れとなった金額がある場合には、その貸倒れに含まれる税額を記載します。

税率6.3%適用分⑥ C

20,000円 × $\frac{6.3}{108}$ = 1,166円（1円未満切捨て）

合計⑥ D

1,166円 → 申告書⑥へ転記

以下の⑥～⑧までは、付表5－(2)の作成後に記載します。

⑥ 「控除税額小計⑦」欄

税率4％適用分⑦ B

38,080円

税率6.3%適用分⑦ C

302,271円 ＋ 1,750円 ＋ 1,166円 ＝ 305,187円

合計⑦ D

38,080円 ＋ 305,187円 ＝ 343,267円 → 申告書⑦へ転記

⑦ 「差引税額⑨」欄

税率4％適用分⑨ B

76,160円 － 38,080円 ＝ 38,080円

税率6.3%適用分⑨ C

597,303円 ＋ 583円 － 305,187円 ＝ 292,699円

合計⑨ D

38,080円 ＋ 292,699円 ＝ 330,779円

⇒ 330,700円（100円未満切捨て） → 申告書⑨へ転記

⑧ 「譲渡割額　納税額⑮」欄

税率4％適用分⑮ B

38,080円 × $\frac{25}{100}$ = 9,520円

税率6.3％適用分⑮ C

292,699円 × $\frac{17}{63}$ = 78,982円

合計⑮ D

9,520円 + 78,982円 = 88,502円

　　　　　　　　　　　⇒　88,500円（100円未満切捨て）→　申告書⑳へ転記

(3)　付表5－(2)の作成
Ⅰ　控除対象仕入税額の計算の基礎となる消費税額
①　「課税標準額に対する消費税額①」欄

税率4％適用分① B

付表4の②B欄から76,160円を転記します。

税率6.3％適用分① C

付表4の②C欄から597,303円を転記します。

合計① D

付表4の②D欄から673,463円を転記します。

②　「貸倒回収に係る消費税額②」欄

税率4％適用分② B

付表4の③B欄から転記します。

税率6.3％適用分② C

付表4の③C欄から583円を転記します。

合計② D

付表4の③D欄から583円を転記します。

③　「売上対価の返還等に係る消費税額③」欄

税率4％適用分③ B

付表4の⑤B欄から転記します。

税率6.3％適用分③ C

付表4の⑤C欄から1,750円を転記します。

合計③ D

付表4の⑤D欄から1,750円を転記します。

④ 「控除対象仕入税額の計算の基礎となる消費税額④」欄

税率4％適用分④ B

76,160円

税率6.3％適用分④ C

597,303円 ＋ 583円 － 1,750円 ＝ 596,136円

合計④ D

76,160円 ＋ 596,136円 ＝ 672,296円

Ⅱ 1種類の事業の専業者の場合の控除対象仕入税額

事業区分が1種類のみである場合には、「控除対象仕入税額の計算の基礎となる消費税額④」欄の金額に、該当するみなし仕入率を掛けて計算します。

事例の場合は下記Ⅲにより計算します。

Ⅲ 2種類以上の事業を営む事業者の場合の控除対象仕入税額

① 「事業区分別の課税売上高（税抜き）の明細⑥～⑪」欄

第一種事業から第五種事業に区分して計算します。

ア 「事業区分別の合計額⑥」欄

税率4％適用分⑥ B

$2,000,000円 \times \dfrac{100}{105} = 1,904,761円$

税率6.3％適用分⑥ C

$10,240,000円 \times \dfrac{100}{108} - \underset{(売上返還)}{30,000円} \times \dfrac{100}{108} = 9,453,704円$

合計⑥ D

1,904,761円 ＋ 9,453,704円 ＝ 11,358,465円

イ 「第二種事業⑧」欄

税率6.3％適用分⑧ C

$240,000円 \times \dfrac{100}{108} = 222,222円$

合計⑧ D

222,222円

$(売上割合) = \dfrac{第二種事業の課題売上高}{課題売上高（合計）} = \dfrac{222,222円}{11,358,465円} = 1.9\cdots\% < 75\%$

ウ 「第五種事業⑪」欄

$\boxed{税率4\%適用分⑪\ C}$

$2,000,000円 \times \dfrac{100}{105} = 1,904,761円$

$\boxed{税率6.3\%適用分⑪\ C}$

$10,000,000円 \times \dfrac{100}{108} - \overset{(売上返還)}{30,000円} \times \dfrac{100}{108} = 9,231,482円$

$\boxed{合計⑪\ D}$

$1,904,761円 + 9,231,482円 = 11,136,243円$

（売上割合）$= \dfrac{第五種事業の課税売上高}{課税売上高（合計）} = \dfrac{11,136,243円}{11,358,465円} = 98.0\% \geqq 75\%$

② 「（1）の事業区分別の課税売上高に係る消費税額の明細⑫〜⑰」欄

第一種事業から第五種事業に区分して計算します。

ア 「第二種事業⑭」欄

$\boxed{税率6.3\%適用分⑭\ C}$

$240,000円 \times \dfrac{6.3}{108} = 14,000円$

$\boxed{合計⑭\ D}$

$14,000円$

イ 「第五種事業⑰」欄

$\boxed{税率4\%適用分⑰\ B}$

$2,000,000円 \times \dfrac{4}{105} = 76,190円$

$\boxed{税率6.3\%適用分⑰\ C}$

$10,000,000円 \times \dfrac{6.3}{108} - \overset{(売上返還)}{30,000円} \times \dfrac{6.3}{108} = 581,583円$

$\boxed{合計⑯\ D}$

$76,190円 + 581,583円 = 657,773円$

ウ 「事業区分別の合計額⑫」欄

$\boxed{税率4\%適用分⑫\ B}$

$76,190円$

$\boxed{税率6.3\%適用分⑫\ C}$

$14,000円 + 581,583円 = 595,583円$

$\boxed{合計⑫\ D}$

$76,190円 + 595,583円 = 671,773円$

③ 「控除対象仕入税額の計算式区分の明細」
　ア 「原則計算を適用する場合⑱」欄

　　税率4％適用分⑱ B

　　76,160円 × $\dfrac{76,190円 \times 50\%}{76,190円}$ = 38,080円

　　税率6.3％適用分⑱ C

　　596,136円 × $\dfrac{14,000円 \times 80\% + 581,583 \times 50\%}{595,583円}$ = 302,271円

　　合計⑱ D

　　38,080円 + 302,271円 = 340,351円

　イ 「特例計算を適用する場合」

　　「1種類の事業で75％以上⑲」欄

　　事例の場合、第五種事業の課税売上高（「⑪ D」欄）の売上割合が98.0％で、全体の課税売上高（「⑥ D」欄）の75％以上を占めますから、控除対象仕入税額計算の基礎となる消費税額の全体について、第五種事業に係るみなし仕入率（50％）を適用します。

　　税率4％適用分⑲ B

　　76,160円 × 50％ = 38,080円

　　税率6.3％適用分⑲ C

　　596,136円 × 50％ = 298,068円

　　合計⑲ D

　　38,080円 + 298,068円 = 336,148円

　ウ 「上記の計算式区分から選択した控除対象仕入税額㉚」欄

　　上記ア又はイのいずれかから選択した金額を記載します。

　　事例の場合には、アを選択します。

　　税率4％適用分㉚B

　　38,080円　→　付表4④Bへ転記

　　税率6.3％適用分㉚C

　　302,271円　→　付表4④Cへ転記

　　合計㉚D

　　38,080円 + 302,271円 = 340,351円　→　付表4④D、申告書④へ転記

(4) 消費税及び地方消費税の申告書（簡易課税用）の作成

① 「課税標準額①～差引税額⑨」欄

　付表4より転記します。

② 「中間納付税額⑩」欄
　中間申告した税額がある場合に、その金額の合計額を記載します。
　事例の場合は0円です。

③ 「納付税額⑪」欄又は「中間納付還付税額⑫」欄
　表示の計算式により納付税額又は中間納付還付税額を計算します。
　事例の場合は「納付税額⑪」330,700円です。

④ 「この課税期間の課税売上高⑮」欄
　課税売上高（税抜き）から、課税売上げに係る対価の返還等の金額（税抜き）を控除し、免税売上高を加算した金額を記載します。

$$2,000,000円 \times \frac{100}{105} + 10,240,000円 \times \frac{100}{108} - 30,000円 \times \frac{100}{108} = 11,358,465円$$

⑤ 「基準期間の課税売上高⑯」欄
　この申告に係る課税期間の基準期間（前々事業年度）における課税売上高（税抜き）を記載します。
　事例の場合は10,476,190円です。

⑥ 「地方消費税の課税標準となる消費税額／控除不足還付税額⑰／差引税額⑱」欄
　付表4より転記します。

⑦ 「中間納付譲渡割額㉑」欄
　中間申告した譲渡割額がある場合には、その金額の合計金額を記載します。
　事例の場合は0円です。

⑧ 「納付譲渡割額㉒」欄又は「中間納付還付譲渡割額㉓」欄
　表示の計算式により納付譲渡割額又は中間納付還付譲渡割額を計算します。
　事例の場合は「納付譲渡割額㉒」88,500円です。

⑨ 「消費税及び地方消費税の合計（納付又は還付）税額㉖」欄
　330,700 + 88,500 = 419,200円

第3章 設例による消費税申告書の書き方

【簡易課税の場合】

第27-(2)号様式			GK0402

平成　年　月　日　　税務署長殿

納税地　　（電話番号　　－　　－　　）
（フリガナ）イリョウホウジンシャダン　マルマルカイ
名称又は屋号　医療法人社団　○○会
（フリガナ）
代表者氏名又は氏名　　　　　　　　㊞
経理担当者氏名

自 平成 26年 4月 1日
至 平成 27年 3月31日

課税期間分の消費税及び地方消費税の（ 確定 ）申告書

平成二十六年四月一日以後終了課税期間分（簡易課税用）

この申告書による消費税の税額の計算

課税標準額	①	11,385,000
消費税額	②	673,463
貸倒回収に係る消費税額	③	583
控除対象仕入税額	④	340,351
返還等対価に係る税額	⑤	1,750
貸倒れに係る税額	⑥	1,166
控除税額小計（④+⑤+⑥）	⑦	343,267
控除不足還付税額（⑦-②-③）	⑧	
差引税額（②+③-⑦）	⑨	330,700
中間納付税額	⑩	00
納付税額（⑨-⑩）	⑪	330,700
中間納付還付税額（⑩-⑨）	⑫	00
既確定税額	⑬	
差引納付税額	⑭	00
この課税期間の課税売上高	⑮	11,358,465
基準期間の課税売上高	⑯	10,476,190

この申告書による地方消費税の税額の計算

控除不足還付税額	⑰	
差引税額	⑱	330,700
還付額	⑲	
納税額	⑳	88,500
中間納付譲渡割額	㉑	00
納付譲渡割額（⑳-㉑）	㉒	88,500
中間納付還付譲渡割額（㉑-⑳）	㉓	00
既確定譲渡割額	㉔	
差引納付譲渡割額	㉕	00
消費税及び地方消費税の合計（納付又は還付）税額	㉖	419,200

㉖=(⑪+㉒)-(⑫+⑬+㉓)・修正申告の場合㉖=⑭+㉕
㉖が還付税額となる場合はマイナス「－」を付してください。

付記事項

	有	無	
割賦基準の適用		○	31
延払基準等の適用		○	32
工事進行基準の適用		○	33
現金主義会計の適用		○	34
課税標準額に対する消費税額の計算の特例の適用		○	35

参考事項

事業区分　　課税売上高（免税売上高を除く）　売上割合%

区分	金額（千円）	割合	№
第1種			36
第2種	222	1.9	37
第3種			38
第4種			39
第5種	11,136	98.0	42
計	11,358		

特例計算適用(令57③)　有　○無　40

①及び②の内訳

区分	課税標準額	消費税額
3%分	千円	円
4%分	1,904千円	76,160円
6.3%分	9,481千円	597,303円

⑱及び⑲の内訳

区分	地方消費税の課税標準となる消費税額
4%分	38,080円
6.3%分	292,699円

還付を受けようとする金融機関等
　銀行　本店・支店
　金庫・組合　出張所
　農協・漁協　本所・支所
預金　口座番号
ゆうちょ銀行の貯金記号番号
郵便局名等

※税務署整理欄

税理士署名押印　　　　　　㊞
（電話番号　　－　　－　　）

○　税理士法第30条の書面提出有
○　税理士法第33条の2の書面提出有

155

【簡易課税の場合】

第28-(6)号様式

付表4　旧・新税率別、消費税額計算表
　　　　兼地方消費税の課税標準となる消費税額計算表
〔経過措置対象課税資産の譲渡等を含む課税期間用〕　簡易

課税期間	26・4・1 ～ 27・3・31	氏名又は名称	医療法人社団　○○会

区　分		税率3％適用分 A	税率4％適用分 B	税率6.3％適用分 C	合　計 D (A+B+C)
課税標準額	①	000	1,904,000	9,481,000	11,385,000
消費税額	②		76,160	597,303	673,463
貸倒回収に係る消費税額	③			583	583
控除税額　控除対象仕入税額	④		38,080	302,271	340,351
返還等対価に係る税額	⑤			1,750	1,750
貸倒れに係る税額	⑥			1,166	1,166
控除税額小計（④+⑤+⑥）	⑦		38,080	305,187	343,267
控除不足還付税額（⑦-②-③）	⑧				
差引税額（②+③-⑦）	⑨		38,080	292,699	330,779
合計差引税額（⑨-⑧）	⑩				330,779
地方消費税の課税標準となる消費税額　控除不足還付税額	⑪				
差引税額	⑫		38,080	292,699	330,779
合計差引税額（⑫-⑪）	⑬				330,779
譲渡割額　還付税額	⑭				
納税額	⑮		9,520	78,982	88,502
合計差引譲渡割額（⑮-⑭）	⑯				88,502

【簡易課税の場合】

第28-(7)号様式

付表5-(2) 控除対象仕入税額等の計算表〔経過措置対象課税資産の譲渡等を含む課税期間用〕 簡易

課税期間	26・4・1～27・3・31	氏名又は名称	医療法人社団 ○○会

I 控除対象仕入税額の計算の基礎となる消費税額

項目		税率3%適用分 A	税率4%適用分 B	税率6.3%適用分 C	合計 D (A+B+C)
課税標準額に対する消費税額	①	(付表4の②A欄) 円	(付表4の②B欄) 76,160 円	(付表4の②C欄) 597,303 円	(付表4の②D欄) 673,463 円
貸倒回収に係る消費税額	②	(付表4の③A欄)	(付表4の③B欄)	(付表4の③C欄) 583	(付表4の③D欄) 583
売上対価の返還等に係る消費税額	③	(付表4の⑤A欄)	(付表4の⑤B欄)	(付表4の⑤C欄) 1,750	(付表4の⑤D欄) 1,750
控除対象仕入税額の計算の基礎となる消費税額 (①+②-③)	④		76,160	596,136	672,296

II 1種類の事業の専業者の場合の控除対象仕入税額

項目		税率3%適用分 A	税率4%適用分 B	税率6.3%適用分 C	合計 D (A+B+C)
④×みなし仕入率 (90%・80%・70%・60%・50%)	⑤	※付表4の④A欄へ 円	※付表4の④B欄へ 円	※付表4の④C欄へ 円	※付表4の④D欄へ 円

III 2種類以上の事業を営む事業者の場合の控除対象仕入税額

(1) 事業区分別の課税売上高(税抜き)の明細

項目		税率3%適用分 A	税率4%適用分 B	税率6.3%適用分 C	合計 D (A+B+C)	売上割合
事業区分別の合計額	⑥	円	1,904,761 円	9,453,704 円	11,358,465 円 ※申告書「事業区分」欄へ	%
第一種事業 (卸売業)	⑦				※ 〃	
第二種事業 (小売業)	⑧			222,222	※ 〃 222,222	1.9
第三種事業 (製造業等)	⑨				※ 〃	
第四種事業 (その他)	⑩				※ 〃	
第五種事業 (サービス業等)	⑪		1,904,761	9,231,482	※ 〃 11,136,243	98.0

(2) (1)の事業区分別の課税売上高に係る消費税額の明細

項目		税率3%適用分 A	税率4%適用分 B	税率6.3%適用分 C	合計 D (A+B+C)
事業区分別の合計額	⑫	円	76,190 円	595,583 円	671,773 円
第一種事業 (卸売業)	⑬				
第二種事業 (小売業)	⑭			14,000	14,000
第三種事業 (製造業等)	⑮				
第四種事業 (その他)	⑯				
第五種事業 (サービス業等)	⑰		76,190	581,583	657,773

注意　1　金額の計算においては、1円未満の端数を切り捨てる。
　　　2　課税売上げにつき返品を受け又は値引き・割戻しをした金額(売上対価の返還等の金額)があり、売上(収入)金額から減算しない方法で経理して含めている場合には、⑥から⑪の欄には売上対価の返還等の金額(税抜き)を控除した後の金額を記入する。

(1/2)

【簡易課税の場合】

(3) 控除対象仕入税額の計算式区分の明細

イ 原則計算を適用する場合

控除対象仕入税額の計算式区分	税率3％適用分 A	税率4％適用分 B	税率6.3％適用分 C	合 計 D (A+B+C)
④×みなし仕入率 [(⑬×90%+⑭×80%+⑮×70%+⑯×60%+⑰×50%)/⑫] ⑱	円	円 38,080	円 302,271	円 340,351

ロ 特例計算を適用する場合

(イ) 1種類の事業で75％以上

控除対象仕入税額の計算式区分	税率3％適用分 A	税率4％適用分 B	税率6.3％適用分 C	合 計 D (A+B+C)
(⑦D/⑥D・⑧D/⑥D・⑨D/⑥D・⑩D/⑥D・⑪D/⑥D) ≧75% ④×みなし仕入率 (90%・80%・70%・60%・50%) ⑲	円	円 38,080	円 298,068	円 336,148

(ロ) 2種類の事業で75％以上

控除対象仕入税額の計算式区分			税率3％適用分 A	税率4％適用分 B	税率6.3％適用分 C	合 計 D (A+B+C)
第一種及び第二種事業 (⑦D+⑧D)/⑥D≧75%	④×	[⑬×90%+(⑫-⑬)×80%]/⑫	⑳ 円	円	円	円
第一種及び第三種事業 (⑦D+⑨D)/⑥D≧75%	④×	[⑬×90%+(⑫-⑬)×70%]/⑫	㉑			
第一種及び第四種事業 (⑦D+⑩D)/⑥D≧75%	④×	[⑬×90%+(⑫-⑬)×60%]/⑫	㉒			
第一種及び第五種事業 (⑦D+⑪D)/⑥D≧75%	④×	[⑬×90%+(⑫-⑬)×50%]/⑫	㉓			
第二種及び第三種事業 (⑧D+⑨D)/⑥D≧75%	④×	[⑭×80%+(⑫-⑭)×70%]/⑫	㉔			
第二種及び第四種事業 (⑧D+⑩D)/⑥D≧75%	④×	[⑭×80%+(⑫-⑭)×60%]/⑫	㉕			
第二種及び第五種事業 (⑧D+⑪D)/⑥D≧75%	④×	[⑭×80%+(⑫-⑭)×50%]/⑫	㉖			
第三種及び第四種事業 (⑨D+⑩D)/⑥D≧75%	④×	[⑮×70%+(⑫-⑮)×60%]/⑫	㉗			
第三種及び第五種事業 (⑨D+⑪D)/⑥D≧75%	④×	[⑮×70%+(⑫-⑮)×50%]/⑫	㉘			
第四種及び第五種事業 (⑩D+⑪D)/⑥D≧75%	④×	[⑯×60%+(⑫-⑯)×50%]/⑫	㉙			

ハ 上記の計算式区分から選択した控除対象仕入税額

項 目	税率3％適用分 A	税率4％適用分 B	税率6.3％適用分 C	合 計 D (A+B+C)
選択可能な計算式区分(⑬～㉙)の内から選択した金額 ㉚	※付表4の④A欄へ 円	※付表4の④B欄へ 円 38,080	※付表4の④C欄へ 円 302,271	※付表4の④D欄へ 円 340,351

注意　金額の計算においては、1円未満の端数を切り捨てる。

(2／2)

第4節 社会医療法人に対する消費税の特例

1 特定収入に係る課税仕入れ等の税額の計算

　消費税法別表第三に掲げる法人に該当する社会医療法人については、仕入控除税額の計算の特例が設けられています。

　当該社会医療法人が、簡易課税制度を適用せず、一般課税により仕入控除税額の計算を行う場合で、特定収入割合が5％を超えるときは、特定収入に係る課税仕入れ等の税額は仕入税額控除の対象となりません。

　この場合は、課税期間中の課税売上高が5億円以下（注）、かつ、課税売上割合が95％以上のとき、又は課税期間中の課税売上高が5億円超（注）又は課税売上割合が95％未満のときにおける個別対応方式若しくは一括比例配分方式の区分に応じて計算した調整前の仕入控除税額から、特定収入に係る課税仕入れ等の税額を控除した後の金額が仕入控除税額となります。

（注）課税期間が1年に満たない場合には、1年に満たない課税期間における課税売上高を年換算した金額となります。

2 特定収入に係る課税仕入れ等の税額の調整計算の要否の判定

　特定収入に係る課税仕入れ等の税額の調整計算の要否は次の表により判定します。

一般課税	課税売上高が5億円以下 かつ 課税売上割合95％以上	→	全額控除	→	特定収入割合が5％超	→	調整計算必要
	課税売上高が5億円超 又は 課税売上割合95％未満	→	個別対応方式 / 一括比例配分方式	→	特定収入割合が5％以下	→	調整計算不要
簡易課税制度を選択している事業者							調整計算不要

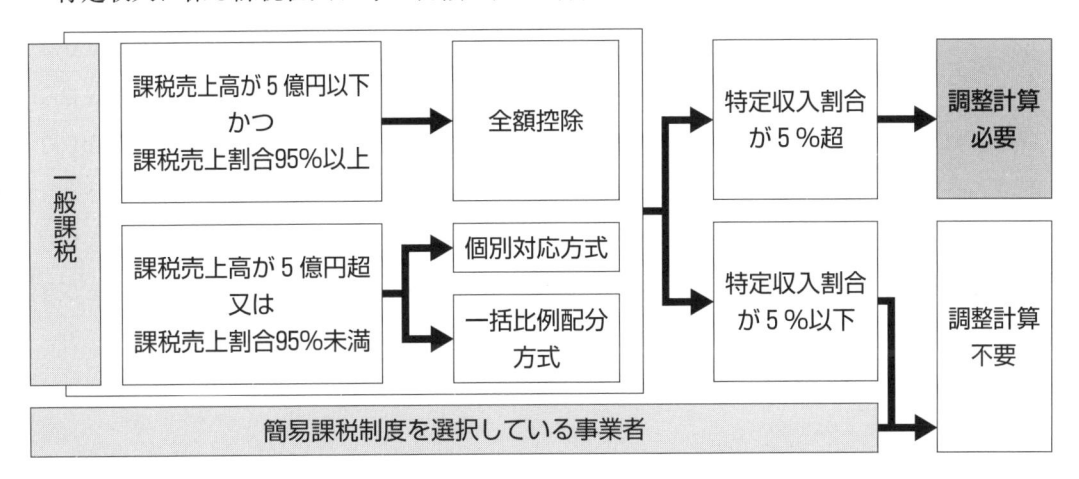

3 事例による計算方法

A社会医療法人

◇課税期間　平成26年4月1日～平成27年3月31日
◇一般課税
◇個別対応方式を採用

収　入		金額（円）
課税売上げ	4％適用分	50,000,000
	6.3%適用分	180,000,000
非課税売上げ		150,000,000
補助金収入	交付要綱等において課税売上げにのみ要する課税仕入れに使途が特定されているもの　4％適用分	3,000,000
	6.3%適用分	10,000,000
	交付要綱等において課税売上げ及び非課税売上げに共通して要する課税仕入れに使途が特定されているもの　4％適用分	0
	6.3%適用分	17,000,000
	交付要綱等において人件費（通勤手当を除く）に充てることとされているもの	7,000,000
保険金収入		3,000,000
収入合計		420,000,000
支　出		
課税売上げにのみ要する課税仕入れ	4％適用分	38,000,000
	6.3%適用分	70,000,000
課税売上げ及び非課税売上げに共通して要する課税仕入れ	4％適用分	10,000,000
	6.3%適用分	20,000,000
非課税売上げにのみ要する課税仕入れ		30,000,000
支出合計		168,000,000
消費税の中間納付税額		1,200,000
地方消費税の中間納付税額		300,000

※　金額はすべて税込金額とします。

(1) **課税標準額**

① **4％適用分**

$$50,000,000円 \times \frac{100}{105} = 47,619,047円 \Rightarrow 47,619,000円$$

② 6.3％適用分

$180,000,000円 \times \dfrac{100}{108} = 166,666,666円 \Rightarrow 166,666,000円$

③ ① ＋ ② ＝ 214,285,713円 → 214,285,000円（1,000円未満切捨て）……申告書①

(2) 課税標準額に対する消費税額

① 4％適用分

$47,619,000円 \times 4\% = 1,904,760円$

② 6.3％適用分

$166,666,000円 \times 6.3\% = 10,499,958円$

③ ① ＋ ② ＝ 12,404,718円 ……申告書②

(3) 調整前の仕入控除税額の計算

調整前の仕入控除税額（特定収入に係る調整計算を行う前の課税仕入れ等の税額）を計算します（付表2-(2)、計算表1を使用）。

① 課税売上割合

$$\dfrac{課税売上高}{課税売上高（税抜き）＋ 非課税売上高} = \dfrac{214,285,713円}{214,285,713円 ＋ 150,000,000円} = \dfrac{214,285,713円}{364,285,713円} = 58.82\cdots\%$$

※課税売上高（税抜き）＝ (1)③より214,285,713円……付表2-(2)①、計算表1①
　非課税売上高 ＝ 150,000,000円……付表2-(2)⑥、計算表1④

② 調整前の仕入控除税額
　ア 課税売上げにのみ要する課税仕入れ等の税額

　　a 4％適用分

　　　$38,000,000円 \times \dfrac{4}{105} = 1,447,619円$……付表2-(2)⑭

　　b 6.3％適用分

　　　$70,000,000円 \times \dfrac{6.3}{108} = 4,083,333円$……付表2-(2)⑭

c　a ＋ b ＝ 5,530,952円……付表 2 －(2)⑭
イ　課税売上げと非課税売上げに共通して要する課税仕入れ等の税額
　　a　4％適用分

$$10,000,000円 \times \frac{4}{105} = 380,952円……付表2-(2)⑮$$

　　b　6.3％適用分

$$20,000,000円 \times \frac{6.3}{108} = 1,166,666円……付表2-(2)⑮$$

　　c　a ＋ b ＝ 1,547,618円……付表 2 －(2)⑮
ウ　個別対応方式による仕入控除税額
　　a　4％適用分

　　　アaの金額 ＋ イaの金額 × 課税売上割合

$$= 1,447,619円 + 380,952円 \times \frac{214,285,713円}{364,285,713円}$$

　　　＝ 1,671,708円……付表 2 －(2)⑯、計算表 5 (2)①

　　b　6.3％適用分

　　　アbの金額 ＋ イbの金額 × 課税売上割合

$$= 4,083,333円 + 1,166,666円 \times \frac{214,285,713円}{364,285,713円}$$

　　　＝ 4,769,607円……付表 2 －(2)⑯、計算表 5 (2)①
　　c　a ＋ b ＝ 6,441,315円……付表 2 －(2)⑯、計算表 5 (2)①

(4) 特定収入に係る課税仕入れ等の税額（調整税額）の計算
① 資産の譲渡等の対価以外の収入を区分します（計算表 2 を使用）。
　補助金、保険金は特定収入に該当します。(112ページ参照)
　交付要綱等において人件費（通勤手当を除く）に充てることとされているものは特定収入に該当しません。(176ページ **「Q＆A」 2** 参照)

　　　　　　　　　　　　（補助金収入）　　（補助金収入）　　（補助金収入）　　（保険金収入）
　　特定収入の合計額 ＝ 3,000,000円 ＋ 10,000,000円 ＋ 17,000,000円 ＋ 3,000,000円
　　　　　　　　　　＝ 33,000,000円……計算表 2 (1)⑰A

② **特定収入割合の計算**（計算表 3 を使用）
　特定収入割合の計算を行い、特定収入に係る調整計算の要否を判定します。

$$特定収入割合 = \frac{特定収入の合計額}{課税売上高（税抜き） ＋ 免税売上高 ＋ 非課税売上高 ＋ 特定収入の合計額}$$

$$= \frac{33,000,000円}{214,285,713円 + 150,000,000円 + 33,000,000円}$$

$$= \frac{33,000,000円}{397,285,713円} = \boxed{8.3063\cdots\%} \cdots\cdots 計算表3 ④$$

↓

5％を超えているため、特定収入に係る調整計算を行う必要があります。

③ 調整後税額の計算 （計算表5(2)を使用）

ア 課税売上げにのみ要する課税仕入れ等にのみ使途が特定されている特定収入に係る税額

　a　4％適用分

　　$3,000,000円 \times \frac{4}{105} = 114,285円$……計算表5(2)③

　b　6.3％適用分

　　$10,000,000円 \times \frac{6.3}{108} = 583,333円$……計算表5(2)③

　c　a＋b＝697,618円……付表5(2)③

イ 課税売上げと非課税売上げに共通して要する課税仕入れ等にのみ使途が特定されている特定収入に係る税額

　a　4％適用分

　　$0 \times \frac{4}{105} = 0$……計算表5(2)⑤

　b　6.3％適用分

　　$17,000,000円 \times \frac{6.3}{108} = 991,666円$……計算表5(2)⑤

　　$991,666円 \times 課税売上割合\left(\frac{214,285,713円}{364,285,713円}\right) = 583,332円$……計算表5(2)⑦

　c　a＋b＝583,332円……計算表5(2)⑦

ウ 調整割合の計算

$$調整割合 = \frac{使途不特定の特定収入}{課税売上高（税抜き）＋ 非課税売上高 ＋ 使途不特定の特定収入}$$

$$= \frac{3,000,000円（計算表2(1)⑰C）}{214,285,713円 + 150,000,000円 + 3,000,000円}$$

$$= \frac{3,000,000円}{367,285,713円} (= 0.8168\cdots\%) \cdots\cdots 計算表4 ④$$

エ 課税仕入れ等に係る特定収入以外の特定収入（使途不特定の特定収入）に係る税額

 a 4％適用分

  調整前の仕入控除税額 － ③アaの金額 － ③イaの金額

  ＝ 1,671,708円 － 114,285円 － 0 ＝ 1,557,423円……計算表5 (2)⑨

  1,557,423円 × 調整割合 $\left(\dfrac{3,000,000円}{367,285,713円}\right)$ ＝ 12,721円……計算表5 (2)⑪

 b 6.3％適用分

  調整前の仕入控除税額 － ③アbの金額 － ③イbの金額

  ＝ 4,769,607円 － 583,333円 － 583,332円 ＝ 3,602,942円……計算表5 (2)⑨

  3,602,942円 × 調整割合 $\left(\dfrac{3,000,000円}{367,285,713円}\right)$ ＝ 29,428円……計算表5 (2)⑪

 c a ＋ b ＝ 42,149円……計算表5 (2)⑪

オ 特定収入に係る課税仕入れ等の税額（調整税額）

 a 4％適用分

  アa ＋ イa ＋ エa ＝ 114,285円 ＋ 0 ＋ 12,721円 ＝ 127,006円

             ……計算表5 (2)⑫

 b 6.3％適用分

  アb ＋ イb ＋ エb ＝ 583,333円 ＋ 583,332円 ＋ 29,428円 ＝ 1,196,093円

             ……計算表5 (2)⑫

 c a ＋ b ＝ 1,323,099円……計算表5 (2)⑫

カ 調整前の仕入控除税額から調整税額を差し引き、控除対象仕入税額を算出します。

 a 4％適用分

  調整前の税額 － 調整税額

  ＝ 1,671,708円 － 127,006円 ＝ 1,544,702円……計算表5 (2)⑬

 b 6.3％適用分

  調整前の税額 － 調整税額

  ＝ 4,769,607円 － 1,196,093円 ＝ 3,573,514円……計算表5 (2)⑬

 c a ＋ b ＝ 5,118,216円……計算表5 (2)⑬、付表2－(2)⑳、申告書④

(5) 納付税額の計算

① 差引税額

課税標準額に対する消費税額 － 控除対象仕入税額

 ア 4％適用分

  1,904,760円 － 1,544,702円 ＝ 360,058円……付表1⑨

 イ 6.3％適用分

  10,499,958円 － 3,573,514円 ＝ 6,926,444円……付表1⑨

ウ　ア ＋ イ ＝ 7,286,502……付表1⑨、⑬

　　　　　⇨ 7,286,500円（100円未満切捨て）……申告書⑨

② 納付税額

　差引税額 － 中間納付税額

　＝ 7,286,500円 － 1,200,000円 ＝ 6,086,500円……申告書⑪

③ 地方消費税（譲渡割額）の納税額

　ア　4％適用分

　　$360,058円 \times \dfrac{25}{100} = 90,014円$……付表1⑮

　イ　6.3％適用分

　　$6,926,444円 \times \dfrac{17}{63} = 1,869,040円$……付表1⑮

　ウ　ア ＋ イ ＝ 1,959,054円……付表1⑮、⑯

　　　　　⇨ 1,959,000円（100円未満切捨て）……申告書⑳

④ 地方消費税の納付譲渡割額

　譲渡割額納税額 － 中間納付譲渡割額

　＝ 1,959,000円 － 300,000円 ＝ 1,659,000円……申告書㉒

⑤ 消費税及び地方消費税の合計税額

　6,086,500円 ＋ 1,659,000円 ＝ 7,745,500円……申告書㉖

計算表1　資産の譲渡等の対価の額の計算表

(単位：円)

内　　容		金　　額
課税売上げ／通常の課税売上げ、役員へ贈与及び低額譲渡	①	214,285,713
課税売上げ／課税標準額に対する消費税額の計算の特例適用の課税売上げ	②	
免税売上げ（輸出取引等）	③	
非課税売上げ	④	150,000,000
資産の譲渡等の対価の額の合計額	⑤	（計算表3①、計算表4①） 364,285,713

(注1) 各欄の金額は、いずれも消費税額及び地方消費税額に相当する額を含みません。
(注2) 各欄の金額について、売上げに係る対価の返還等の額がある場合でも、売上げに係る対価の返還等の額を控除する前の金額を記入してください。
(注3) 非課税売上げについては、課税売上割合を計算する場合の調整はありませんから、そのままの金額を記入してください。
(注4) 国外における資産の譲渡等がある場合は、その対価の額を加算してください。
(注5) ②欄には、消費税法施行規則の一部を改正する省令（平成15年財務省令第92号）附則第2条《課税標準額に対する消費税額の計算の特例》の適用を受けるものを記載します。

計算表2　特定収入の金額及びその内訳書

(1) 特定収入、課税仕入れ等に係る特定収入、課税仕入れ等に係る特定収入以外の特定収入の内訳表

(単位：円)

内　容		資産の譲渡等の対価以外の収入	左のうち特定収入 A	Aのうち課税仕入れ等にのみ使途が特定されている金額（「課税仕入れ等に係る特定収入」） B	A－Bの金額（「課税仕入れ等に係る特定収入以外の特定収入」） C
租　税	①				
補助金・交付金等	②	37,000,000	30,000,000	30,000,000	
他会計からの繰入金	③				
寄附金	④				
出資に対する配当金	⑤				
保険金	⑥	3,000,000	3,000,000		3,000,000
損害賠償金	⑦				
会費・入会金	⑧				
喜捨金	⑨				
債務免除益	⑩				
借入金	⑪				
出資の受入れ	⑫				
貸付回収金	⑬				
	⑭				
	⑮				
	⑯				
合　計	⑰	40,000,000	計算表3② 33,000,000	計算表5(1)②、(3)② 30,000,000	計算表4② 3,000,000

(注) 免税事業者である課税期間において行った課税仕入れ等を借入金等で賄い、その後、課税事業者となった課税期間において当該借入金等の返済のために交付を受けた補助金等は特定収入に該当しません。

計算表２　特定収入の金額及びその内訳書（個別対応方式用）

(2) 課税売上げにのみ要する課税仕入れ等にのみ使途が特定されている特定収入、課税・非課税売上げに共通して要する課税仕入れ等にのみ使途が特定されている特定収入の内訳書

※ この表は課税期間中の課税売上高が５億円超又は課税売上割合が95％未満で個別対応方式を採用している場合のみ使用

(単位：円)

内　容		課税仕入れ等に係る特定収入（計算表２(1)のＢ欄の金額） Ｄ	Ｄの金額のうち	
			課税売上げにのみ要する課税仕入れ等にのみ使途が特定されている特定収入 Ｅ	課税・非課税売上げに共通して要する課税仕入れ等にのみ使途が特定されている特定収入 Ｆ
租　税	①			
補助金・交付金等	②	30,000,000	13,000,000	17,000,000
他会計からの繰入金	③			
寄附金	④			
出資に対する配当金	⑤			
保険金	⑥			
損害賠償金	⑦			
会費・入会金	⑧			
喜捨金	⑨			
債務免除益	⑩			
借入金	⑪			
出資の受入れ	⑫			
貸付回収金	⑬			
	⑭			
	⑮			
	⑯			
合　計	⑰	30,000,000	計算表５(2)② 13,000,000	計算表５(2)④ 17,000,000

（注）免税事業者である課税期間において行った課税仕入れ等を借入金等で賄い、その後、課税事業者となった課税期間において当該借入金等の返済のために交付を受けた補助金等は特定収入に該当しません。

計算表3　特定収入割合の計算表

(単位：円)

内　容		金　額　等
資産の譲渡等の対価の額の合計額（計算表1⑤）	①	364,285,713
特定収入の合計額（計算表2(1)⑰のA）	②	33,000,000
分母の額（①＋②）	③	397,285,713
特定収入割合（②÷③）	④	8.4%

(注1)　④欄は、小数点第4位以下の端数を切り上げて、百分率で記入します。

(注2)　特定収入割合が

・5％を超える場合⇒　課税仕入れ等の税額の調整が必要です。引き続き【計算表4、5】の作成を行います。

・5％以下の場合　⇒　課税仕入れ等の税額の調整は不要です。通常の計算により計算した課税仕入れ等の税額の合計額を控除対象仕入税額として申告書の作成を行います。

計算表4　調整割合の計算表

(単位：円)

内　容		金　額　等
資産の譲渡等の対価の額の合計額（計算表1⑤）	①	364,285,713
課税仕入れ等に係る特定収入以外の特定収入（計算表2(1)⑰のC）	②	3,000,000
分母の額（①＋②）	③	367,285,713
調整割合　$\left\{\begin{array}{l}②の金額\\ ③の金額\end{array}\right\}$	④	$\dfrac{3,000,000}{367,285,713}$

→ 計算表5(2)⑩

計算表5　調整後税額の計算表

(2) 課税期間中の課税売上高が5億円超又は課税売上割合が95％未満で個別対応方式を採用している場合

(単位：円)

内　容		金　額　等		
		4％適用分	6.3％適用分	合計
調整前の課税仕入れ等の税額の合計額	①	1,671,708	4,769,607	6,441,315
課税売上げにのみ要する課税仕入れ等にのみ使途が特定されている特定収入（計算表2(2)⑰のE）	②	3,000,000	10,000,000	13,000,000
②の消費税額（1円未満の端数切捨て）	③	114,285	583,333	697,618
課税・非課税売上げに共通して要する課税仕入れ等にのみ使途が特定されている特定収入（計算表2(2)⑰のF）	④	0	17,000,000	17,000,000
④の消費税額（1円未満の端数切捨て）	⑤	0	991,666	991,666
課税売上割合（準ずる割合の承認を受けている場合はその割合）	⑥			$\frac{214,285,713}{364,285,713}$
⑤×⑥（1円未満の端数切捨て）	⑦	0	583,332	583,332
③+⑦	⑧	114,285	1,166,665	1,280,950
①－⑧	⑨	1,557,423	3,602,942	5,160,365
調整割合（計算表4④）	⑩			$\frac{3,000,000}{367,285,713}$
⑨×⑩（1円未満の端数切捨て）	⑪	12,721	29,428	42,149
特定収入に係る課税仕入れ等の税額（⑧+⑪）	⑫	127,006	1,196,093	1,323,099
控除対象仕入税額（①－⑫）	⑬	1,544,702	3,573,514	5,118,216

(注1) ⑨、⑪、⑫、⑬欄の計算結果がマイナスの場合には、「△」で表示します。

(注2) ⑬欄の金額が

・プラス（＋）の場合：申告書付表2－(2)の⑳欄及び申告書（一般用）の④欄（控除対象仕入税額）へ転記します。

・マイナス（－）の場合：申告書付表2－(2)の㉑欄及び申告書（一般用）の③欄（控除過大調整税額）の金額に加算します。

【社会医療法人に対する消費税の特例】

第27-(1)号様式

課税期間分の消費税及び地方消費税の（確定）申告書

自 平成 26年 4月 1日
至 平成 27年 3月31日

平成二十六年四月一日以後終了課税期間分（一般用）

GK0302

納税地：
名称又は屋号：A社会医療法人

この申告書による消費税の税額の計算

① 課税標準額	214,285,000
② 消費税額	12,404,718
③ 控除過大調整税額	
④ 控除対象仕入税額	5,118,216
⑤ 返還等対価に係る税額	
⑥ 貸倒れに係る税額	
⑦ 控除税額小計（④+⑤+⑥）	5,118,216
⑧ 控除不足還付税額（⑦-②-③）	
⑨ 差引税額（②+③-⑦）	7,286,500
⑩ 中間納付税額	1,200,000
⑪ 納付税額（⑨-⑩）	6,086,500
⑫ 中間納付還付税額（⑩-⑨）	
⑬ 既確定税額（修正申告の場合）	
⑭ 差引納付税額	00
⑮ 課税売上割合・課税資産の譲渡等の対価の額	214,285,713
⑯ 資産の譲渡等の対価の額	364,285,713

この申告書による地方消費税の税額の計算

⑰ 控除不足還付税額	
⑱ 差引税額	7,286,500
⑲ 還付額	
⑳ 納税額	1,959,000
㉑ 中間納付譲渡割額	300,000
㉒ 納付譲渡割額（⑳-㉑）	1,659,000
㉓ 中間納付還付譲渡割額（㉑-⑳）	
㉔ 既確定譲渡割額	
㉕ 差引納付譲渡割額	00
㉖ 消費税及び地方消費税の合計（納税又は還付税額）	7,745,500

付記事項・参考事項

項目	有/無
割賦基準の適用	無
延払基準等の適用	無
工事進行基準の適用	無
現金主義会計の適用	無
課税標準額に対する消費税額の計算の特例の適用	無

控除税額の計算方法：
- 課税売上高5億円超又は課税売上割合95％未満：個別対応方式 ○
- 上記以外：全額控除

基準期間の課税売上高：120,000,000 円

①及び②の内訳

区分	課税標準額	消費税額
3％分	千円	円
4％分	47,619 千円	1,904,760 円
6.3％分	166,666 千円	10,499,958 円

⑰又は⑱の内訳

区分	地方消費税の課税標準となる消費税額
4％分	360,058 円
6.3％分	6,926,444 円

○ 税理士法第30条の書面提出有

171

【社会医療法人に対する消費税の特例】

第28-(4)号様式

付表1　旧・新税率別、消費税額計算表　兼地方消費税の課税標準となる消費税額計算表　（経過措置対象課税資産の譲渡等を含む課税期間用）　一般

| 課税期間 | 26・4・1～27・3・31 | 氏名又は名称 | A社会医療法人 |

区分	税率3%適用分 A	税率4%適用分 B	税率6.3%適用分 C	合計 D (A+B+C)
課税標準額 ①	000	47,619,000	166,666,000	214,285,000
消費税額 ②		1,904,760	10,499,958	12,404,718
控除過大調整税額 ③				
控除税額　控除対象仕入税額 ④		1,544,702	3,573,514	5,118,216
返還等対価に係る税額 ⑤				
貸倒れに係る税額 ⑥				
控除税額小計 (④+⑤+⑥) ⑦		1,544,702	3,573,514	5,118,216
控除不足還付税額 (⑦-②-③) ⑧				
差引税額 (②+③-⑦) ⑨		360,058	6,926,444	7,286,502
合計差引税額 (⑨-⑧) ⑩				7,286,502
地方消費税の課税標準となる消費税額　控除不足還付税額 ⑪				
差引税額 ⑫		360,058	6,926,444	7,286,502
合計差引地方消費税の課税標準となる消費税額 (⑫-⑪) ⑬				7,286,502
譲渡割額　還付額 ⑭				
納税額 ⑮		90,014	1,869,040	1,959,054
合計差引譲渡割額 (⑮-⑭) ⑯				1,959,054

【社会医療法人に対する消費税の特例】

第28-(5)号様式

付表2-(2) 課税売上割合・控除対象仕入税額等の計算表
〔経過措置対象課税資産の譲渡等を含む課税期間用〕

一般

課税期間	26・4・1～27・3・31	氏名又は名称	A社会医療法人

項目		税率3%適用分 A	税率4%適用分 B	税率6.3%適用分 C	合計 D (A+B+C)
課税売上額（税抜き）	①	円	円 47,619,047	円 166,666,666	円 214,285,713
免税売上額	②				
非課税資産の輸出等の金額、海外支店等へ移送した資産の価額	③				
課税資産の譲渡等の対価の額（①+②+③）	④				※申告書の⑮欄へ 214,285,713
課税資産の譲渡等の対価の額（④の金額）	⑤				214,285,713
非課税売上額	⑥				150,000,000
資産の譲渡等の対価の額（⑤+⑥）	⑦				※申告書の⑯欄へ 364,285,713
課税売上割合（④/⑦）					〔58.82%〕※端数切捨て
課税仕入れに係る支払対価の額（税込み）	⑧		48,000,000	120,000,000	168,000,000
課税仕入れに係る消費税額	⑨	(⑧A欄×3/103)	(⑧B欄×4/105) 1,828,571	(⑧C欄×6.3/108) 7,000,000	8,828,571
課税貨物に係る消費税額	⑩				
納税義務の免除を受けない(受ける)こととなった場合における消費税額の調整(加算又は減算)額	⑪				
課税仕入れ等の税額の合計額（⑨+⑩±⑪）	⑫		1,828,571	7,000,000	8,828,571
課税売上高が5億円以下、かつ、課税売上割合が95%以上の場合 （⑫の金額）	⑬				
課税売上高が5億円超又は課税売上割合が95%未満の場合／個別対応方式／⑫のうち、課税売上げにのみ要するもの	⑭		1,447,619	4,083,333	5,530,952
⑫のうち、課税売上げと非課税売上げに共通して要するもの	⑮		380,952	1,166,666	1,547,618
個別対応方式により控除する課税仕入れ等の税額 〔⑭+(⑮×④/⑦)〕	⑯		1,671,708	4,769,607	6,441,315
一括比例配分方式により控除する課税仕入れ等の税額 （⑫×④/⑦）	⑰				
控除の税額調整／課税売上割合変動時の調整対象固定資産に係る消費税額の調整(加算又は減算)額	⑱				
調整対象固定資産を課税業務用(非課税業務用)に転用した場合の調整(加算又は減算)額	⑲				
差引／控除対象仕入税額 〔(⑬、⑯又は⑰の金額)±⑱±⑲〕がプラスの時	⑳	※付表1の④A欄へ	※付表1の④B欄へ 1,544,702	※付表1の④C欄へ 3,573,514	5,118,216
控除過大調整税額 〔(⑬、⑯又は⑰の金額)±⑱±⑲〕がマイナスの時	㉑	※付表1の③A欄へ	※付表1の③B欄へ	※付表1の③C欄へ	
貸倒回収に係る消費税額	㉒	※付表1の③A欄へ	※付表1の③B欄へ	※付表1の③C欄へ	

注意　金額の計算においては、1円未満の端数を切り捨てる。

(参考) 平成26年6月国税庁「国、地方公共団体や公共・公益法人等と消費税」より抜粋

(4) 特定収入の概要

国、地方公共団体、公共・公益法人等の収入（収入の源泉は国内・国外を問いません。）

- 資産の譲渡等の対価の収入
  - 国内取引
    - 課税売上げに係る収入
    - 免税売上げに係る収入
    - 非課税売上げに係る収入
  - 国外取引
    - 不課税売上げに係る収入
- 資産の譲渡等の対価以外の収入（対価性のない収入）

【消費税法上、特定収入に該当しないこととされている収入】
1. 通常の借入金等（注1）
2. 出資金
3. 預金・貯金及び預り金
4. 貸付回収金
5. 返還金及び還付金
6-イ 法令又は交付要綱等において、次に掲げる支出以外の支出（**特定支出(注2)**）のためにのみ使用することとされている収入
   - (イ) 課税仕入れに係る支払対価の額に係る支出
   - (ロ) 課税貨物の引取価額に係る支出
   - (ハ) 通常の借入金等の返済金又は償還金に係る支出（注1）
6-ロ 国又は地方公共団体が合理的な方法により資産の譲渡等の対価以外の収入の使途を明らかにした文書において、**特定支出**のためにのみ使用することとされている収入（注3）
6-ハ 公益社団法人等が作成した寄附金の募集に係る文書において、**特定支出**のためにのみ使用することとされている一定の寄附金の収入（注4）

（6の例示）
- 人件費補助金
- 利子補給金
- 土地購入のための補助金
- 特殊な借入金等（注1）の返済のための負担金

→ 特定収入以外の収入

（例示）
① 租税
② 補助金
③ 交付金
④ 寄附金
⑤ 出資に対する配当金
⑥ 保険金
⑦ 損害賠償金
⑧ 負担金
⑨ 他会計からの繰入金（国、地方公共団体に限ります。）
⑩ 会費等
⑪ 喜捨金
⑫ 特殊な借入金等（注1）

上記以外の収入

→ **特定収入**
  - 課税仕入れに係る特定収入
  - 課税仕入れ等に係る特定収入以外の特定収入（使途不特定の特定収入）

注意
1. P7「借入金等の取扱い」をご覧ください。
2. 特定支出とは、6-イ(イ)～(ハ)に掲げる支出以外の支出ですので、例えば、給与、利子、土地購入費、特殊な借入金等の返済などがこれに該当します。
3. P8「(5)補助金等（資産の譲渡等の対価以外の収入）の使途の特定方法」をご覧ください。
4. 平成26年4月1日以後に募集が開始される寄附金の収入について適用されます。
   詳しくは、P10「公益社団法人等が募集する寄附金の取扱い」をご覧ください。

（注）上記の参照ページは、引用元の資料の該当ページを指しています。本書には掲載していません。

第3章 設例による消費税申告書の書き方

借入金等の取扱い

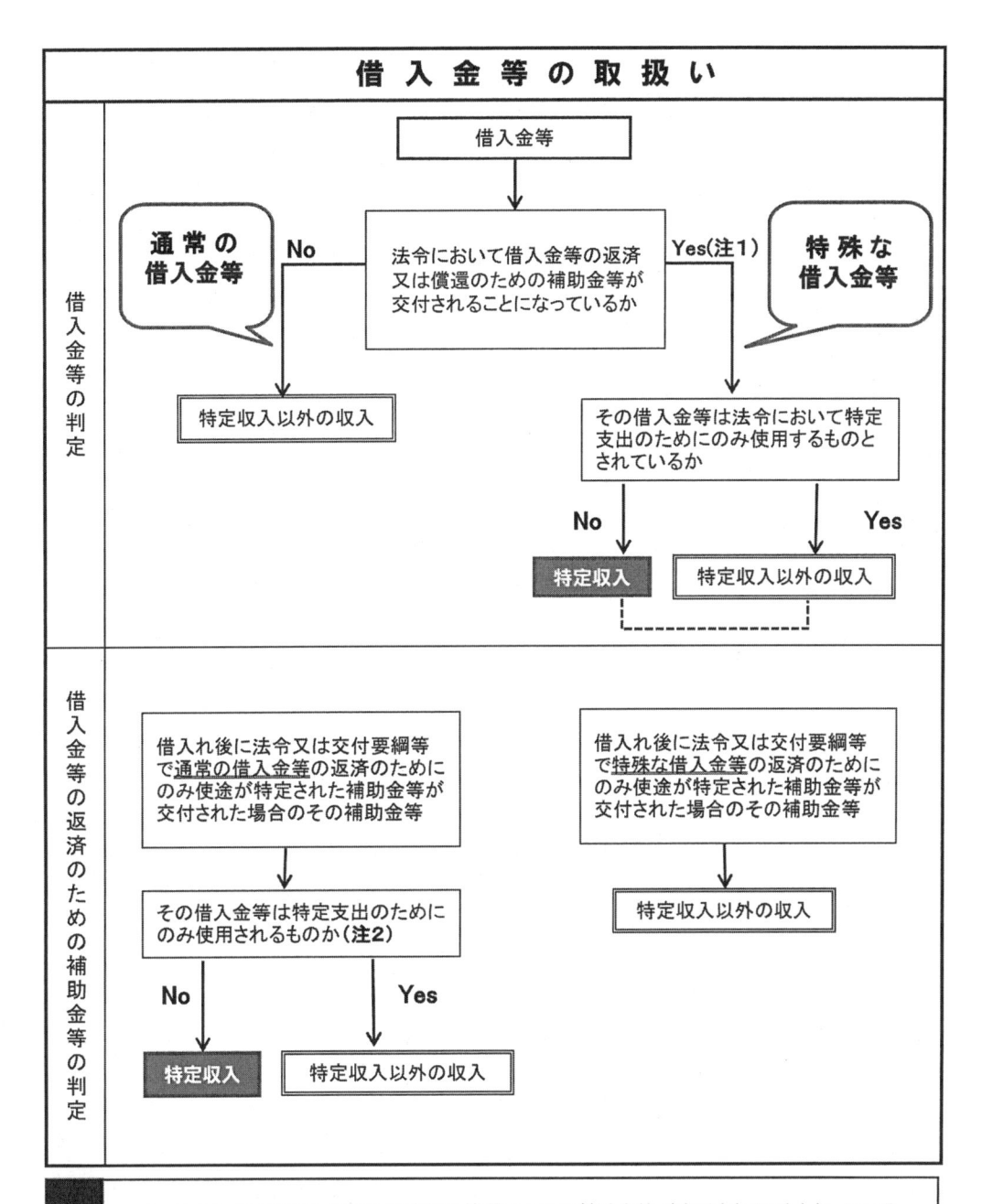

借入金等の判定

借入金等
↓
法令において借入金等の返済又は償還のための補助金等が交付されることになっているか

- No → **通常の借入金等** → 特定収入以外の収入
- Yes（注1）→ **特殊な借入金等** → その借入金等は法令において特定支出のためにのみ使用するものとされているか
  - No → 特定収入
  - Yes → 特定収入以外の収入

借入金等の返済のための補助金等の判定

- 借入れ後に法令又は交付要綱等で<u>通常の借入金等</u>の返済のためにのみ使途が特定された補助金等が交付された場合のその補助金等
  ↓
  その借入金等は特定支出のためにのみ使用されるものか（**注2**）
  - No → 特定収入
  - Yes → 特定収入以外の収入

- 借入れ後に法令又は交付要綱等で<u>特殊な借入金等</u>の返済のためにのみ使途が特定された補助金等が交付された場合のその補助金等
  ↓
  特定収入以外の収入

注意

1. 法令において借入金等の返済又は償還のための補助金等が交付されることとなっている場合には、通常、借入金等の返済又は償還のための補助金等の使途を特定した交付要綱等が作成されています。
2. 国又は地方公共団体の特別会計が交付要綱等で借入金等の返済又は償還のためにのみ使用することとして交付された補助金等の使途は、その借入金等の使途に対応させることとなります（P8参照）。

（注）上記の参照ページは、引用元の資料の該当ページを指しています。本書には掲載していません。

Q&A
（平成26年6月国税庁「国、地方公共団体や公共・公益法人等と消費税」より一部抜粋）

Q1 借入金の利子の支払に使用することとされている補助金

> 当法人（公益財団法人）では、建物の建設資金の借入れを行いましたが、借入金の利子の支払に当たっては、地方公共団体から補助金が交付されることとなっています。この補助金は、特定収入として取り扱うこととなるのでしょうか。

A 特定収入に該当しないことになります。

　質問の補助金については、金銭の借入れに関して交付される補助金ですが、借入金元本の返済に充てられるものではなく、非課税取引の対価である借入金利子の支払のためにのみ使用することとされている収入ですから、その補助金を交付する地方公共団体が作成した交付要綱等にその旨が明らかにされていれば、特定収入に該当しないことになります。

Q2 人件費に使途が特定されている補助金

> 当事業団では、交付要綱において人件費に充てるべきこととされている補助金を国から交付されており、当該補助金を給料及び通勤手当として職員に支払っています。この場合、当該補助金は特定支出のためにのみ使用するものではない（通勤手当の支給は課税仕入れとなります。）ことから、全額が特定収入に該当することとなると考えられますが、当該補助金における実績報告書において通勤手当として支出した金額が明らかにされている場合には、当該金額のみを特定収入とし、それ以外の金額については、特定収入に該当しないものとして取り扱ってよいでしょうか。

A 通勤手当以外の金額については、特定収入に該当しないものとして取り扱って差し支えありません。

　資産の譲渡等の対価以外の収入の使途が特定されているかどうかは、一般的には法令又は交付要綱等に定めたところによりますが、この場合の交付要綱等には、補助金等を交付する者が作成した補助金等交付要綱、補助金等交付決定書のほか、これらの附属書類である補助金等の積算内訳書、実績報告書を含むこととされています（消費税法基本通達16－2－2参照）。

　したがって、実績報告書において、通勤手当として支出した金額が明らかにされている部分に係る補助金を特定収入とし、給料として支出した金額に係る補助金を特定支出のためにのみ使用することとされている収入として特定収入に該当しないものとして取り扱って差し支えありません。

Q3 消費税の還付金

国、地方公共団体、公共・公益法人等が、消費税の確定申告に当たって控除不足還付税額が生じ還付金を受け取った場合、その還付金は特定収入に該当しますか。

A 特定収入に該当しません。

消費税の確定申告において控除不足還付税額が生じたことにより収受する還付金は、資産の譲渡等の対価以外の収入ですが、消費税法施行令第75条第1項第5号の「還付金」に該当しますので、特定収入に該当しない収入(特定収入以外の収入)となります。

なお、還付加算金は、利息的な要素はありますが、対価性がないことから資産の譲渡等の対価以外の収入に該当し、特定収入となります。

（参考）消費税率引上げに伴う主な経過措置の概要

　平成26年4月1日から適用される税率引上げに伴う主な経過措置は次に掲げるものであり、これらについては8％への税率引上げ後においても改正前の税率（5％）が適用されます。

① 　旅客運賃等

　平成26年4月1日以後に行う旅客運送の対価や映画・演劇を催す場所、競馬場、競輪場、美術館、遊園地等への入場料金等のうち、平成26年4月1日前に領収しているもの

② 　電気料金等

　継続供給契約に基づき、平成26年4月1日前から継続して供給している電気、ガス、水道、電話に係る料金等で、平成26年4月1日から平成26年4月30日までの間に料金の支払いを受ける権利が確定するもの

③ 　請負工事等

　平成8年10月1日から平成25年9月30日までの間に締結した工事（製造を含みます。）に係る請負契約（一定の要件に該当する測量、設計及びソフトウエアの開発等に係る請負契約を含みます。）に基づき、平成26年4月1日以後に課税資産の譲渡等を行う場合における、当該課税資産の譲渡等

④ 　資産の貸付け

　平成8年10月1日から平成25年9月30日までの間に締結した資産の貸付けに係る契約に基づき、平成26年4月1日前から同日以後引き続き貸付けを行っている場合（一定の要件に該当するものに限ります。）における、平成26年4月1日以後行う当該資産の貸付け

⑤ 　指定役務の提供

　平成8年10月1日から平成25年9月30日までの間に締結した役務の提供に係る契約で当該契約の性質上役務の提供の時期をあらかじめ定めることができないもので、当該役務の提供に先立って対価の全部又は一部が分割で支払われる契約（割賦販売法に規定する前払式特定取引に係る契約のうち、指定役務の提供（※）に係るものをいいます。）に基づき、平成26年4月1日以後に当該役務の提供を行う場合において、当該契約の内容が一定の要件に該当する役務の提供

※　「指定役務の提供」とは、冠婚葬祭のための施設の提供その他の便宜の提供に係る役務の提供をいいます。

⑥ 　予約販売に係る書籍等

　平成25年10月1日前に締結した不特定多数の者に対する定期継続供給契約に基づき譲渡される書籍その他の物品に係る対価を平成26年4月1日前に領収している場合で、その譲渡が平成26年4月1日以後に行われるもの

⑦ 特定新聞

不特定多数の者に週、月その他の一定の期間を周期として定期的に発行される新聞で、発行者が指定する発売日が平成26年4月1日前であるもののうち、その譲渡が平成26年4月1日以後に行われるもの

⑧ 通信販売

通信販売の方法により商品を販売する事業者が、平成25年10月1日前にその販売価格等の条件を提示し、又は提示する準備を完了した場合において、平成26年4月1日前に申込みを受け、提示した条件に従って平成26年4月1日以後に行われる商品の販売

⑨ 有料老人ホーム

平成8年10月1日から平成25年9月30日までの間に締結した有料老人ホームに係る終身入居契約(入居期間中の介護料金が入居一時金として支払われるなど一定の要件を満たすものに限ります。)に基づき、平成26年4月1日前から同日以後引き続き介護に係る役務の提供を行っている場合における、平成26年4月1日以後に行われる当該入居一時金に対応する役務の提供

上記以外にも消費税法の適用に関して所要の経過措置が設けられています。

(国税庁タックスアンサー「No.6950 社会保障と税の一体改革関係」をもとに作成)

■8％から10％への経過措置

8％から10％への税率引上げ時における経過措置(指定日:平成27年4月1日、適用日:平成27年10月1日)については、平成26年9月30日公布の「消費税法施行令の一部を改正する政令」により、上記とほぼ同様の経過措置が規定されました。前回の経過措置との主な変更点は、「電気料金に関する経過措置の対象に灯油の供給を追加すること」「家電リサイクルに関する経過措置を新設すること」です。

なお、実際に平成27年10月1日に10％へと引き上げるかどうかの判断は、経済状況等を総合的に勘案して、平成26年末までに行われることとなっていますので、ご注意ください。

● 著者紹介

辻・本郷税理士法人

平成14年4月設立。東京新宿に本部を置き、青森、八戸、秋田、盛岡、遠野、一関、仙台、新潟、上越、館林、深谷、大宮、越谷、川口、柏、吉祥寺、立川、渋谷、横浜、湘南、鴨宮、小田原、伊東、豊橋、名古屋、四日市、京都、大阪、神戸、岡山、広島、福岡、大分、沖縄に支部がある。全体のスタッフは720名（関連グループ会社を含む）。税務コンサルティング、相続、事業承継、M&A、企業再生、医療、公益法人、移転価格、国際税務など各税務分野別に専門特化したプロ集団。弁護士、不動産鑑定士、司法書士との連携により顧客の立場に立ったワンストップサービスとあらゆるニーズに応える総合力をもって業務展開している。

〒163-0631
東京都新宿区西新宿1丁目25番1号　新宿センタービル31階
電話　03-5323-3301（代）
FAX　03-5323-3302
URL　http://www.ht-tax.or.jp/

本郷　孔洋（ほんごう　よしひろ）
国内最大規模を誇る税理士法人の理事長。総勢720名のスタッフを率いる経営者。会計の専門家として会計税務に携わって30余年。各界の経営者・企業家・著名人との交流を持つ。
早稲田大学第一政経学部を卒業後、新聞記者を目指し就職試験に臨むが不合格に終わる。実学を学ぼうと同大学院商学研究科にて会計を学ぶことを決意し、公認会計士となる。
「税務から離れるな、税務にこだわるな」をモットーに、自身の強みである専門知識、執筆力、話術を活かし、税務・経営戦略などの分野で精力的に執筆活動も行う。「経営ノート2014」（東峰書房）ほか著書多数。

安積　健（あづみ　けん）
辻・本郷税理士法人 審理室　部長、税理士

齊藤　泰彰（さいとう　ひろあき）
辻・本郷税理士法人 医療部　統括部長、公認会計士

須田　博行（すだ　ひろゆき）
辻・本郷税理士法人 医療部　課長、公認会計士

豊島　正寛（とよしま　まさひろ）
辻・本郷税理士法人 医療部　課長

東條　隆志（とうじょう　たかし）
辻・本郷税理士法人 医療部、公認会計士

深澤　和雅（ふかざわ　かずまさ）
辻・本郷税理士法人 医療部

中原　宏（なかはら　ひろし）
辻・本郷税理士法人 医療部、公認会計士

横尾　太亮（よこお　たいすけ）
辻・本郷税理士法人 医療部

橋本　美菜（はしもと　みな）
辻・本郷税理士法人 医療部

大谷　朋子（おおたに　ともこ）
辻・本郷税理士法人 医療部

医療法人の消費税実務と申告書の書き方

2014年11月18日　発行

編著者	辻・本郷税理士法人 Ⓒ
発行者	小泉　定裕
発行所	株式会社　清文社　東京都千代田区内神田1-6-6（MIFビル） 〒101-0047　電話 03(6273)7946　FAX 03(3518)0299 大阪市北区天神橋2丁目北2-6（大和南森町ビル） 〒530-0041　電話 06(6135)4050　FAX 06(6135)4059 URL http://www.skattsei.co.jp/

印刷：亜細亜印刷㈱

■著作権法により無断複写複製は禁止されています。落丁本・乱丁本はお取り替えします。
■本書の内容に関するお問い合わせは編集部までFAX（06-6135-4056）でお願いします。
＊本書の追録情報等は、当社ホームページ（http://www.skattsei.co.jp）をご覧ください。

ISBN978-4-433-52114-1

公益法人の消費税実務と申告書の書き方

辻・本郷税理士法人　編著

課否判定や特定収入の調整など公益法人特有の実務から消費税申告書作成までを丁寧に解説！

会費・補助金・寄附金などに関する課否判定や特定収入に係る仕入控除税額の特例計算など公益法人に特有の消費税実務について解説。具体的な設例による消費税申告書の書き方についても収録。5%・8%取引が混在した場合にも対応。

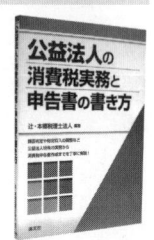

■B5判208頁/定価：本体2,200円+税

主要目次

第1章　消費税の基礎知識
- 第1節　消費税とは
- 第2節　課税対象
- 第3節　非課税
- 第4節　輸出免税等
- 第5節　納税義務者
- 第6節　課税標準と税率
- 第7節　仕入税額控除
- 第8節　課税期間、申告・納付、納税地
- 第9節　経理処理
- 第10節　地方消費税

第2章　公益法人のための消費税実務のポイント
- 第1節　公益法人の消費税の特色
- 第2節　公益法人の消費税の課否判定
- 第3節　仕入控除税額の計算の特例
- 第4節　仕入控除税額の計算の流れ
- 第5節　原則課税の場合の具体的な計算
- 第6節　簡易課税の場合の具体的な計算

第3章　設例による消費税申告書の書き方
- 序節　本章の構成
- 第1節　原則課税における計算事例（特定収入割合が5%を超える場合）
- 第2節　特定収入の調整割合が著しく変動した場合　他

第4章　参考資料

社会福祉法人の消費税実務と申告書の書き方

辻・本郷税理士法人　編著

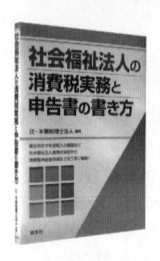

課否判定や特定収入の調整など社会福祉法人特有の実務から消費税申告書作成までを丁寧に解説！

介護保険関係・社会福祉関係の事業に関する課否判定や特定収入に係る仕入控除税額の特例計算など社会福祉法人に特有の消費税実務について解説。具体的な設例による消費税申告書の書き方についても収録。5%・8%取引が混在した場合にも対応。

■B5判208頁/定価：本体2,200円+税

主要目次

第1章　消費税の基礎知識
- 第1節　消費税とは
- 第2節　課税対象
- 第3節　非課税
- 第4節　輸出免税等
- 第5節　納税義務者
- 第6節　課税標準と税率
- 第7節　仕入税額控除
- 第8節　課税期間、申告・納付、納税地
- 第9節　経理処理
- 第10節　地方消費税

第2章　社会福祉法人のための消費税実務のポイント
- 第1節　社会福祉法人の概要
- 第2節　社会福祉法人に対する消費税の考え方
- 第3節　高齢者福祉事業者の課税・非課税取引
- 第4節　障害者福祉事業者の課税・非課税取引
- 第5節　児童福祉事業(保育事業)の課税・非課税取引
- 第6節　その他の収入の課税・非課税判定
- 第7節　簡易課税制度
- 第8節　社会福祉法人と一般営利法人の消費税計算の相違点(特定収入)

第3章　設例による消費税申告書の書き方
- ○消費税申告書作成までの流れ　他